高等院校医学与生命科学系列实验教材

浙大城市学院教材建设资助项目

（第二版）

组织胚胎学与病理学实验

EXPERIMENTS IN HISTOLOGY, EMBRYOLOGY AND PATHOLOGY

主　编　张大勇　董静尹

副主编　李珊珊　李卫云　谈旭翡　高　充

ZHEJIANG UNIVERSITY PRESS
浙江大学出版社
·杭州·

图书在版编目（CIP）数据

组织胚胎学与病理学实验 / 张大勇，董静尹主编
. — 2 版. — 杭州：浙江大学出版社，2023.9
ISBN 978-7-308-24064-2

Ⅰ. ①组… Ⅱ. ①张… ②董… Ⅲ. ①人体组织学—
人体胚胎学—实验—医学院校—教材②病理学—实验—医
学院校—教材 Ⅳ. ①R329.1-33②R36-33

中国国家版本馆 CIP 数据核字（2023）第 143992 号

组织胚胎学与病理学实验（第二版）

张大勇 董静尹 主编

责任编辑	季峥（really@zju.edu.cn）
责任校对	张凌静
封面设计	林智广告
出版发行	浙江大学出版社
	（杭州市天目山路 148 号　邮政编码 310007）
	（网址：http://www.zjupress.com）
排　版	杭州晨特广告有限公司
印　刷	广东虎彩云印刷有限公司绍兴分公司
开　本	787mm×1092mm　1/16
印　张	12
字　数	308 千
版印次	2023 年 9 月第 2 版　2023 年 9 月第 1 次印刷
书　号	ISBN 978-7-308-24064-2
定　价	49.00 元

目 录
Contents

第二版前言

组织胚胎学和病理学均为医学主干课程,在学习过程中均需要通过显微镜观察来掌握人体的正常或病理微细结构,在基础医学与临床医学间发挥桥梁作用。实验教学对于帮助学生理解和掌握正常与病变组织器官形态特点至关重要。我们按照教学大纲的要求和教材实用性原则,编写时力求重点突出,贴近临床,条理清晰,语言精练。本教材将组织胚胎学实验与病理学实验这两门相互联系、前后衔接的形态学实验课程的内容整合在一起,着重讲解组织胚胎学与病理学的基础知识和形态结构,注重与临床知识的紧密联系,体现科学性、综合性、简洁性、实用性、启发性和创新性等特点,启发学生积极思考的习惯,培养学生实际动手能力和临床思维能力。

本教材主要分基本技能学习与训练、组织学实习、胚胎学实习和病理学实习、综合性实验设计及应用、附录六部分。第一部分简要介绍了组织胚胎学与病理学的基本技能。第二部分组织学实习按章节分成若干个实验,每个实验包括本章概述、实验目的、实验内容、示教、绘图、思考题等。第三部分胚胎学实习按胚胎学总论、各系统发生等内容分成若干实验,每个实验包括实验目的、观察模型和图示、观察图示、思考题等。第四部分为病理学实习,每个实验包括本章概述、实验目的、实验内容、病例讨论、实验报告内容、思考题等。第五部分为综合性实验的设计及应用。第六部分附录中介绍了石蜡切片及染色方法、临床病理讨论、尸体剖检、正常成人器官的重量和大小。

本次教材改版,主要变化为:结合党的二十大精神,立足新发展阶段,贯彻新发展理念,结合学科特点,凝练实验教学中的课程思政元素,将其有机整合于临床案例分析中,强化形态学实验教学的思政育人功能。增加实验切片的数字资源,通过嵌入二维码的形式方便学生辨识微细结构。组织学部分每章新增了病例思考题,病理学部分章节新增了实验内容,且配套每张病理切片的数字资源,方便学生观察与复习。此外,本版教材增加了综合性实验设计及应用,培养学生分析与运用知识的综合能力。

　　本教材虽经多次修改,但由于编者学识和水平有限,书中难免有不当之处,恳请广大读者和同仁批评指正。

张大勇　董静尹

2023 年 4 月

第一版前言

随着教育改革的不断深入,实验教学越来越受到重视。医学教育作为提升我国医疗领域幸福指数的重要部分,虽发展迅速,但目前基层医疗卫生领域的现状与满足人民群众的就医需求尚有不小差距,亦应引起相关部门的重视。组织胚胎学与病理学同属于形态学,作为医学基础课程,两者与临床实践的关系十分密切。将两者的实验教学内容有机地整合在一本实验教材中,对培养应用型人才,提高教学水平和深化实验课程内容具有重要意义。

本教材主要分基本技能学习与训练、组织学实习、胚胎学实习、病理学实习、附录五部分。第一部分简要介绍了组织胚胎学与病理学的基本技能。第二部分组织学实习按章节分成若干个实验,每个实验包括本章概述、实验目的、实验内容、示教、绘图、思考题等。第三部分胚胎学实习按胚胎学总论、各系统发生等内容分成若干实验,每个实验包括实验目的、观察模型和图示、观察图示、思考题等。第四部分为病理学实习,每个实验包括本章概述、实验目的、实验内容、病例讨论、实验报告内容、思考题等。

本教材着重讲授组织胚胎学与病理学的基础知识,并注重与临床知识紧密联系,体现综合性、简洁性、实用性和启发性等特点,培养学生积极思考的习惯,增强学生实际动手和临床思维能力。本教材主要供高等院校临床医学本科学生使用,同时也可供医学类其他专业学生学习之用。

由于时间仓促,本教材难免有欠妥之处,恳请广大读者批评指正。

张大勇　董静尹

2012 年 4 月

第一部分　基本技能学习与训练

【教学目的】

组织胚胎学与病理学同属于形态学,观察的是人体在正常和病理状态下的形态学表现,教学均分两部分进行,即理论课教学和实验课教学。后者是在教师的指导下,学生借助显微镜观察组织切片,并通过光镜和电镜照片、幻灯片、显微投影片、录像片、电脑课件、胚胎模型和电影等进行一些必要的技术操作。其目的在于:

①通过实验过程中的操作和观察来验证和巩固理论知识,加深对理论课内容的理解。

②通过对各种组织切片的观察,逐步使学生掌握观察、比较、分析和综合各种现象的科学方法,培养学生独立思考和独立操作的能力。

③开展本学科的基本技能训练,使学生能够熟练使用光学显微镜,了解一般组织切片的制作过程,学会在光镜下正确绘图和描述所观察到的组织或器官的形态特点。

④通过胚胎学实验课使学生建立变化发展的立体概念,了解胚胎各种组织或器官的发育和演变过程。

【常用形态学技术】

1. 显微技术及显微镜

显微技术是以显微镜为主要或基本工具观察、分析、操纵、记录组织、细胞、生物大分子、原子的结构、形态、功能、变化的技术。根据各种显微镜的原理和主要应用对象的特点,常用的显微镜分为光学显微镜和电子显微镜两种。

(1)光学显微镜

光学显微镜是使用最早,也是目前使用最普遍的显微镜,分辨率为 $0.20\sim0.25\,\mu m$。它利用可见光观察和分析器官、组织、细胞的形态。根据具体使用对象的光学特点分为以下几种:

① 体视显微镜,又称解剖显微镜,可观察到具有立体感的图像。

② 明视场显微镜,是使用最普遍的显微镜。

③ 暗视野显微镜,又称暗场显微镜,是能使观察标本和背景之间形成强烈明暗对比的显微镜。可用于观察微小的活菌体及其运动状态。

④ 倒置显微镜,其组成与普通显微镜相同,但物镜与照明系统颠倒。适用于培养细胞的显微观察或操作。

⑤ 相差显微镜,是利用光的衍射和干涉现象将透过标本的光线光程差或相位差转换成肉眼可分辨的振幅差显微镜。适用于观察未经染色的细胞结构。

⑥ 偏振光显微镜,是在光学显微镜中插入了起偏振镜和检偏振器的显微镜。

⑦ 微分干涉显微镜,是将光束通过起偏器投射到石英棱镜上,使光束分为寻常光和非寻常光平行地透过样品,可观察到样品面或内部的微小起伏图像的显微镜。

⑧ 荧光显微镜,是选择由高压汞灯或类似光源发出的一定波长的激发光,激发细胞中某些被荧光染料标记的物质发射荧光,观察细胞某种特异成分的分布状态的显微镜。

⑨ 共聚焦显微镜。

（2）电子显微镜

电子显微镜以电子束作为照射组织、细胞样品的光源。由于电子束的波长极短,其分辨率为 $0.20\sim0.25$nm,比光学显微镜高 1000 倍,比肉眼高 100 万倍。电子显微镜可分为以下四种。

① 透射电子显微镜。

② 扫描电子显微镜。

④ 电子探针 X 射线显微镜。

④ 超高压透射电子显微镜。

2. 常规组织学、细胞学技术

常规组织学、细胞学技术主要指组织学、细胞学的样品制备与处理的常规技术和方法,包括对组织、细胞样品的取材、固定、包埋、切片、染色等一系列操作,是其他形态学技术的基础。

3. 组织、细胞化学术

组织、细胞化学术是为在组织、细胞原位观察和分析组织、细胞内如无机离子、糖、核酸、蛋白质、抗原、酶等与生命活动有关的化学物质而进行的专门操作,常常是在常规组织学、细胞学技术的基础上进行的。其主要有以下四类。

（1）常规组织化学和细胞化学术

常规组织化学和细胞化学术是在组织、细胞原位上利用已知的化学反应显示出该组织、细胞中某种化学物质的种类、性质及其变化的技术。

（2）免疫细胞化学术

免疫细胞化学术是以抗原抗体结合反应为基础的组织化学和细胞化学技术。其主要有以下三类。

① 免疫酶技术。

② 免疫荧光技术。

③ 免疫金、银微粒技术。

（3）亲和细胞化学术

亲和细胞化学术是以一种物质对某种组织成分具有高度的亲和力为基础,把一些具有双价或多价结合能力的物质如植物凝集素、生物素、葡萄球菌蛋白等结合到细胞内某种成分上的技术。这种高度的亲和力既不同于常规组织化学和细胞化学技术已知的化学反应,也不同于免疫细胞化学术的抗原抗体结合反应。

（4）分子杂交术

分子杂交术是某些分子间能特异性互补结合的技术。其主要有以下三类。

① 原位分子杂交术。

② 原位核酸分子杂交术。

③ 原位核酸多聚酶链式反应技术。

4. 标记示踪术

标记示踪术以能特异性识别的标记物为标志,示踪器官、组织、细胞内某种化学物质、不同种类细胞的分布。

【光学显微镜的构造、使用方法和保护】

1. 光学双目显微镜的主要构造

光学双目显微镜由机械部分和光学部分组成,见图1-1。

（1）机械部分

双目镜筒、物镜转换器、滤片槽、粗调螺旋和细调螺旋。

（2）光学部分

① 照明器:是显微镜的灯光照明系统,直接组装在镜座内部。

② 集光器:是一个装在载物台下的可以沿着光轴方向垂直移动的透镜系统。它的主要作用是把照明光线聚集在被观察的物体上。

③ 光阑:在集光器上装有孔径光阑,它对物像的质量和分辨力的大小有着重要作用。

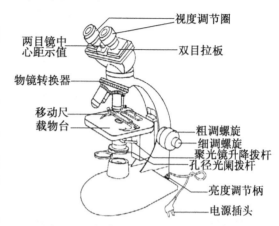

图1-1　光学双目显微镜结构示意图

④ 物镜:分低倍镜、高倍镜和油镜三种。低倍镜的放大倍数是 $4\times$ 和 $10\times$,高倍镜是 $40\times$,油镜是 $100\times$ 。

⑤ 目镜:常用放大倍数为 $10\times$ 的目镜。

物像的放大倍数=目镜的放大倍数×物镜的放大倍数。

2. 光学双目显微镜的使用方法

（1）取镜

拿双目显微镜时必须一手紧握镜臂,另一手平托镜座底,切忌单手提取,以免目镜脱落。

（2）放置组织切片

将组织切片的盖玻片朝上(否则转高倍镜时不但看不到物像,反而容易压碎玻片)放在载物台上,然后用标本夹固定。旋转载物台上玻片夹持器的手轮,调节玻片上有组织的部分对准中央孔。

（3）调节焦距

从侧面观察低倍镜镜头,旋转粗调螺旋使镜头接近玻片为止(但镜头不能接触玻片),从目镜观察,同时旋转细调螺旋,边旋转边观察,直到视野物像清晰为止。然后固定限位环,以防载物台过高,压破玻片。

注:用显微镜观察组织切片时的正确姿势是正坐,左手轻轻转动细调螺旋调节焦距,使镜下物像清晰,右手旋转玻片夹持器的手轮,调节视野。

（4）转换高倍镜

需转换高倍镜镜头时,必须先在低倍镜下将要观察的部分移到视野中央,然后直接转换高倍镜镜头。此时镜下隐隐约约可见物像,再稍微转动细调螺旋即可看到清楚的物像。

（5）油镜观察

使用油镜时,也应先用肉眼、低倍镜和高倍镜进行初步观察,选择要观察的部位,将其移至视野中央。转开物镜头,在切片上滴 1 滴香柏油,转换油镜镜头(100×),同时肉眼看着将镜头浸入油内。然后一方面用眼睛自目镜观察,另一方面慢慢转动细调螺旋,直到看清物像后,再用细调螺旋继续调节并观察。油镜用完后,须用擦镜纸将物镜及盖玻片上的镜油拭去,再用擦镜纸或细绸布蘸少许二甲苯擦去物镜上的油渍,然后用擦镜纸轻轻抹镜头。

（6）显微镜用毕

观察完毕,取下玻片,按号放回玻片盒内。物镜转成"八"字形,下降镜头使之轻触载物台,最后将显微镜放入镜箱。

3. 显微镜的保护方法

（1）不能拆卸双目显微镜的任何部件或与其他显微镜调换部件。使用前后要检查各部零件是否齐全,如发现损坏,应及时报告教师,以便修理。

（2）目镜、物镜和玻片要保持干净,如观察组织切片时,在视野内发现有污物或模糊看不清,可按照下列方法检查。

① 移动玻片时污物也随之移动,这是因为玻片不干净,可用干净的抹布抹去玻片上的污物。

② 若移动玻片时污物不移动,可能是目镜或物镜的镜面有污物。可旋转目镜,如污物随目镜转动而转动,就是目镜镜面弄污,否则就是物镜镜面弄污。可用干净的擦镜纸沿着镜面同一方向轻轻抹去污物,切勿来回摩擦镜面,防止灰尘磨损镜面,更不要随便使用其他抹布或普通纸抹镜面。必要时可用擦镜纸蘸少许二甲苯抹去镜头的油污,再用另一张擦镜纸抹去二甲苯。

【组织切片的一般制作方法】

组织切片一般需经过以下步骤制作而成。

（1）固定

从人体或动物体内迅速取厚 0.5～1.0cm 的组织块,放入固定液固定 6～24h。固定的目的是使组织细胞在死亡后尚未发生显著变化之前,用固定液使细胞内的蛋白质凝固,以保持组织原来的结构成分,提高细胞内微细结构的折光率以利于观察,但其形态结构与活的组织细胞有很大差异。常用的固定液有以下几种。

① 10％福尔马林(formalin)。

② 氯化汞＋重铬酸钾＋福尔马林(zenker formalin)。

③ 苦味酸＋福尔马林＋冰醋酸(Bouin 液)。

在固定过程中,能引起组织细胞产生不同程度的收缩。

（2）脱水

因组织有水分不能与石蜡相混合,故把固定后的组织放在自来水中冲洗,把未与组织结合的多余固定液洗去,然后依次经浓度递增的乙醇中,逐步除去组织内的水分。经过乙醇的处理,可把组织细胞内的脂肪溶解,使组织切片上含脂肪成分较多的结构呈现空泡状。

（3）包埋

包埋的目的是使组织变硬易于切成薄片。其方法是,把脱水后的组织先经 3 次二甲苯浸洗以除去乙醇,使组织变透明;再经 3 次 56℃石蜡的浸泡,使其充分渗入组织细胞内;最后把组织包埋在石蜡中。在包埋过程中,也能使组织细胞进一步收缩。

（4）切片

把组织蜡块固定于小木块上,用切片机切成 6～7μm 厚的蜡片,于温水中使蜡片张开,裱贴于涂有蛋白甘油的载玻片上,在温箱中烘干。

切片时,若刀刃有缺口,可在组织切片上留下刀痕。裱片不平,组织切片会出现褶皱。

(5)染色

染色的目的是使细胞内各微细结构染上不同颜色,提高折光率以利于观察。常用苏木素(hematoxylin)和伊红(eosin)染色,简称 HE 染色。苏木素为碱性染料,使细胞内的酸性物质如染色质和核糖体等染上蓝色。伊红是酸性染料,可使细胞质、红细胞和胶原纤维等染上红色。

从上述切片的制作过程可以了解到,一张符合教学要求的组织切片是来之不易的,应认真爱护。

【观察组织切片和绘图的要求】

1. 观察组织切片的要求

组织胚胎学实验课的主要内容是观察组织和器官的切片。在教师指导下,学生应集中注意力,独立、有顺序地观察组织切片。先用肉眼观察切片的一般轮廓、形态和染色情况,再用低倍镜,后用高倍镜,必要时才使用油镜观察。应重视低倍镜(尤其是物镜 4×)下的观察,通过它可以了解组织切片的全貌、层次、部位关系。而高倍镜下观察只是局部的放大,切勿放置切片后立即用高倍镜观察。实验的目的是训练学生掌握规范的观察及分析方法。正确的观察顺序是从整体到局部,从一般的结构到特殊的结构和细微的结构。必须注意将玻片上有盖玻片的一面置于上方,切勿反置。

2. 绘图的要求

在组织胚胎学的实验过程中,绘图是一项重要的基本技能训练,通过绘图做记录能加深对所学知识的理解和记忆,并训练绘图技巧。为此要求学生必须做到下列各项。

① 在全面观察的基础上,选择有代表性或结构典型的部位,尽可能描绘出一部分能概括整个组织或器官的主要内容。

② 绘图必须实事求是,看到什么内容就绘什么,要注意各种结构之间的大小比例、位置及颜色,正确地反映镜下所见,不能凭记忆或照图谱摹画。

③ 绘图要用红蓝色笔。在 HE 染色切片中,细胞核和嗜碱性颗粒等要用蓝色笔绘,细胞质和嗜酸性颗粒等用红色笔绘。

④ 绘图后必须用黑铅笔在图右侧标线及注明各种结构名称,标线要平行整齐,不要交叉或随便拉线。在图的上方要写上第几次实验课及其名称,图下方要注明所观察的标本名称、染色方法、放大倍数和日期等。

【实验过程应注意的问题】

①实验课前必须复习理论课的内容,并通读实验指导的有关内容。

②每次实验课必须携带实验指导、教科书、教学大纲、笔记本、绘图本、红蓝色笔和铅笔、尺子、小刀及橡皮,以便实验过程中查阅、绘图和描述时使用。

③取用规定的显微镜及玻片盒,并按编定的座号入座。

④观察组织切片前应了解每张切片的制作方式和染色方法。这是因为同一结构采用不同的染色方法,所显示的颜色也不同。而一种染色方法不可能显示切片中组织或细胞的所有结构,必须通过多种相应的方法来加以补充和完善。

⑤不论观察哪种组织切片,首选用肉眼观察,大致了解切片中标本的数目、大小和染色

等,判断是实质性器官还是中空性器官,然后在低倍镜下观察切片的整体结构,最后才根据需要转换高倍镜观察更微细的组织结构。

⑥观察切片时,要根据实验指导要求有规律地逐一观察。例如,观察细胞时,先看细胞形态、大小、分布排列规律,再看细胞核的位置、大小、形状、染色及核仁情况,最后看细胞质的多少、染色情况及细胞质内的特殊结构。实质性器官应从外向内观察,中空性器官则由腔面向外观察其分层结构。同时,要逐步学会分析比较形态结构特点的方法,既要识别它们的特殊性,又要认识它们的共性。通过分析比较来鉴别类似的细胞、组织或器官。

⑦注意切面与整体的关系。同一细胞、组织或器官,由于所切的方向或部位不同,在切片上所显示的形态结构就会不同。如一个熟鸡蛋,从不同的切面可观察到不同的蛋黄、蛋白形态(见图1-2a);单层柱状上皮,从顶面无核处水平切断,切面上无细胞核,而从不同切面切细胞核,细胞核也会呈现出完全不同的形态(见图1-2b)。因此,观察切片时要将镜下所见的各种形态结构与整体相联系,这样才能正确判断细胞、组织或器官的形态结构。

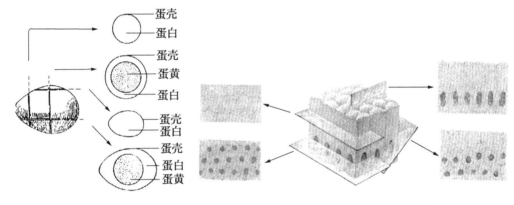

a. 熟鸡蛋不同方位的切面　　　　b. 单层柱状上皮不同方位的切面

图1-2　切面和立体的关系

⑧注意形态与功能的联系。细胞、组织或器官的功能状态不同,所呈现的形态结构也有差异。如代谢旺盛的细胞,细胞核较大及染色较淡,核仁明显,提示它的常染色质较多,DNA在积极转录或复制。合成蛋白质旺盛的细胞,细胞质多为嗜碱性,这是粗面内质网和核糖体发达的缘故。因此,观察切片时要联想到细胞、组织或器官的功能状况。

⑨注意胚胎发生动态变化。胚胎各器官的发生经历了从无到有、变化急剧、以新代旧等过程。有的结构形成后逐渐消失或改建,有的是种系发生的重现。因此,胚胎各器官的发生是一种连续的动态变化过程,故学习时应建立动态的观点。

⑩注意识别切片中的人工假象。在制作标本过程中,由于受某些因素的影响,会使组织切片上出现一些人工假象,如收缩、褶皱、刀痕、气泡和染料残渣等,观察时应注意识别。

【示教】

1. 石蜡切片的制作过程

(1) 取材

为保证组织的新鲜,要在动物死亡后最短的时间内取材。取下的材料应切成厚度不超过0.5cm的组织块。

（2）固定

将组织块浸入固定液（最常用的固定液是 10％福尔马林）中固定 6～24h。固定的目的是防止组织发生自溶等死后变化，以保存组织细胞原有的形态。

（3）脱水

因组织中的水分和石蜡是不相溶的，故需除去组织中的水分。组织依次放入浓度递增的酒精中，以减少组织的收缩。

（4）透明

浸入二甲苯中，至使组织块透明为止，便于石蜡的浸入和包埋。

（5）浸蜡

将透明后的组织块放入熔化的石蜡中（56℃），使石蜡充分渗入组织细胞内。

（6）包埋

包埋的目的是使组织变硬以便于切片。将熔化的石蜡倒入包埋框，再将浸蜡后的组织包埋在石蜡中。

（7）切片和贴片

用切片机切 5～6μm 厚的蜡片，用温水展开，裱贴于载玻片上，烤干。

（8）染色

染色的目的是使细胞内各微细结构染上不同颜色，以利于观察。一般选用 HE 染色。

2．切片中的人工假象

（1）刀痕

（2）褶皱

（3）收缩

（4）气泡

【创新性实验】

1.冰冻切片的制备和应用条件

组织胚胎学研究过程中,石蜡切片是常规的组织可视化手段。而除了石蜡切片以外,冰冻切片技术以样本制备速度快、操作简便等特征成为组织可视化的另一种方法。

思考题:什么情况下会使用冰冻切片技术以实现组织可视化?

拓展题目:切片技术仅能够满足2D条件下的组织可视化,请查找并列举目前3D组织可视化的方法。

2.免疫组织化学与原位杂交

在组织胚胎学研究与临床诊断过程中,为了达到精细化和特异性的研究目的,除了组织的空间排布和细胞类型的辨认,某些细胞特异性的蛋白或基因的表达情况同样需要得到辨认。这种精细化的研究手段往往能够为疾病的诊疗、个体化治疗方案的制定提供十分重要的依据。因此,利用抗原、抗体以及核酸序列互补的原理,分别检测组织中特异性蛋白或 RNA 的表达及分布的免疫组织化学或原位杂交技术应运而生。

思考题:列举免疫组织化学或原位杂交在组织胚胎学研究与诊断中的例子。

拓展题目:查找一张免疫组织化学或者原位杂交的实例图片,对照经典的 HE 染色,列举其主要优势。

3.血涂片

血涂片技术是研究血液中各类血细胞比例及形态的关键技术。通过血涂片能够获得血细胞的形态、数量、比例及血红蛋白的含量等信息,这些信息合称血象。血象是几乎所有疾病诊断、治疗及预后方案制定的重要参考指标。

思考题:血涂片的制备方法。

拓展题目:查阅资料,除了血涂片外,是否有其他方法研究血液中各类细胞的比例及数目?

【思考题】

1. 你使用的显微镜有几个物镜? 它们的放大倍数是多少?

2. 粗、细调螺旋是使物镜上下移动,还是使载物台上下移动?

3. 若用低倍镜能看到组织切片的结构,但转高倍镜时看不到,应考虑什么原因?

4. 一般来说,细胞哪一部分为嗜碱性,哪一部分为嗜酸性? 为什么?

第二部分　组织学实习

　　组织学是研究机体微细结构及其相关功能的科学。这门学科是随着显微镜的发明,在解剖学的基础上从宏观向微观发展形成的。解剖学主要是在系统和器官水平研究机体的结构,组织学则是在组织、细胞、亚细胞和分子水平对机体进行研究。

　　通过组织学学习,可以使学生熟悉正常人体的基本形态与结构,为其他医学基础课程和临床医学课程打下扎实的形态学基础,同时可提高学生分析问题和解决问题的能力、逻辑思维及抽象思维能力、在显微镜下观察细胞结构和组织结构的能力及实验操作能力。

第 1 章　上皮组织(Epithelial Tissue)

【本章概述】

　　上皮组织(epithelial tissue)由密集的上皮细胞和极少量细胞间质构成。依据形态和功能不同,可将上皮组织分为被覆上皮、腺上皮和感觉上皮等。本章重点观察被覆上皮。被覆上皮位于体表或衬贴于管、腔和囊状器官的表面,其形态有以下共同特点:① 细胞排列紧密,细胞间质少。② 细胞有明显的极性,分游离面和基底面。③ 无血管,但可有丰富的游离神经末梢分布。④ 细胞基底面借助基膜与结缔组织连接。被覆上皮具有保护、分泌、吸收和排泄等功能。

【实验目的】

　　1. 掌握各种被覆上皮的结构特点及其分布。

　　2. 掌握浆液性腺泡和黏液性腺泡的结构特点。

【实验内容】

　　1. 单层扁平上皮(simple squamous epithelium)

　　人小肠纵切面　HE 染色

　　(1) 肉眼观察

2-1-1

　　人小肠纵切面大体呈长方形,切片一面平整,即间皮面;另外一面高低不平,为黏膜面,可观察单层柱状上皮。

　　(2) 低倍镜观察

　　在切片平整面可见到一条细长红线,即为间皮,它是一层很薄的单层扁平上皮,细胞质染成红色,细胞边界不清。

（3）高倍镜观察

间皮细胞有核部位较厚,细胞核呈较扁的椭圆形,紫蓝色,核与核之间相隔一定距离。若见细胞核呈圆形并紧密排列在一起,这是取材时人为造成间皮皱缩而致;若局部不见间皮,这是制片过程中间皮脱落所致。

2. 单层柱状上皮（simple columnar epithelium）

人小肠纵切面　HE染色

（1）肉眼观察

人小肠纵切面大体呈长方形,切片一面平整,即间皮面;另外一面高低不平,为黏膜面,可观察单层柱状上皮。

（2）低倍镜观察

① 先用肉眼连同低倍镜观察切片高低不平的一面。

② 在高低不平侧的表面可见一层排列整齐的细胞,即单层柱状上皮,见图2-1-1。

③ 上皮一面朝向肠腔,这是游离面;另一面和结缔组织相连,即基底面,挑选结构清楚的上皮用高倍镜观察。

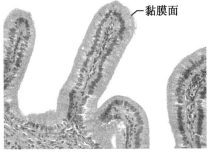

图2-1-1　小肠绒毛纵切面（低倍镜）

（3）高倍镜观察

① 上皮由一层柱状细胞紧密排列而成。

② 上皮细胞核呈椭圆形,垂直并靠近基膜一侧,注意细胞核和细胞质在体积上的比例（为何单层柱状上皮偶见多层细胞核？）。

③ 柱状细胞之间夹有少量空泡状的细胞,即杯状细胞,其核呈三角形,色深,位于基底端细胞缩窄处。

④ 在柱状上皮游离面上可见一条折光性强、均质红线状的纹状缘（striated border）（电镜下的纹状缘为何种结构？）。

3. 复层扁平上皮（stratified squamous epithelium）

人食管横切面　HE染色

（1）肉眼观察

在食管横切面上,腔面的紫蓝色厚层部分,即为复层扁平上皮。

（2）低倍镜观察

在食管腔面找到厚而染色深的上皮,其由多层细胞组成,近表面几层细胞为扁平状,上皮与结缔组织的交界面（即基底面）呈波浪状,而游离面较平整。

（3）高倍镜观察

从上皮的基底层逐渐推向表层进行观察。

① 基层：细胞小,呈矮柱状或立方形,排列成一层。细胞核呈椭圆形,染色较深,细胞质少。

② 中层：细胞不断增大,逐渐变为多边形,排列成数层。细胞边界清楚,核大而圆,位

于中央。细胞质染色浅,并逐渐过渡为表层的扁平形。

③ 表层:细胞扁平形,核扁圆形,与表面平行排列,细胞逐渐退化,结构不清晰。

4. 假复层纤毛柱状上皮(pseudostratified ciliated columnar epithelium)

人气管横切面　HE 染色

(1) 肉眼观察

在腔面上可见被染成浅紫蓝色的一层,即为假复层纤毛柱状上皮。

(2) 低倍镜观察

上皮细胞核染成紫蓝色,高低不等,细胞边界不明显。

(3) 高倍镜观察

可见上皮由四种细胞构成,其形态特点如下。

① 柱状细胞:数量最多,形似柱状,顶部到达游离面,在其表面可见有一排纤细而整齐的纤毛。细胞核椭圆形,位于细胞上部。

② 杯状细胞:柱状细胞间夹有少量杯状细胞,顶部细胞质呈白色空泡状,有时可呈浅蓝色,核位于细胞基部。

③ 梭形细胞:位于柱状细胞之间,胞体呈梭形。细胞核椭圆形,位于细胞中央。

④ 锥体形细胞:细胞较小,呈锥体形,紧贴于基膜上。细胞核圆形,位于细胞中央。

以上四种细胞的基部均附着于基膜上,但由于核的排列高低不一,形似复层,故称为假复层。

上皮的基膜厚而明显,呈淡红色,均质而发亮,和结缔组织相连。

5. 变移上皮(transitional epithelium)

2-1-4

人膀胱的切面　HE 染色

(1) 肉眼观察

玻片上有一条呈收缩状态的膀胱壁,它有一个面可见波浪状突起,即为腔面,其表面呈紫蓝色的结构,即为变移上皮。

(2) 低倍镜观察

收缩状态的膀胱壁有突起的一面,沿突起表面观察可见变移上皮,上皮细胞有多层,基底层与结缔组织连接面较平。

(3) 高倍镜观察

① 上皮细胞有好几层,从基底到表层,细胞由小到大。

② 最表面的细胞称为盖细胞,染色深,有的可有两个核,盖细胞的形态随器官的舒张和收缩而变化。

③ 上皮基底面较平整。

【示教】

腺上皮和腺泡(glandular epithelium and alveolus)

2-1-5

人气管壁的混合腺　HE 染色

观察:① 腺泡一般呈圆形泡状或短管状的结构。每个腺泡均由一层锥体形的腺细胞围成。

② 浆液性腺泡(serous alveolus):呈紫红色,细胞质染色较红,核圆,位于细胞基部。

③ 黏液性腺泡(mucous alveolus):呈灰白色(因细胞质内的黏性物质在制片过程中被

溶解而造成），核扁，位于细胞基部。

④ 混合性腺泡（mixed alveolus）：由浆液性和黏液性腺细胞共同组成，常见的形式为黏液性腺泡的末端附有数个浆液性腺细胞，切片中呈半圆形，故称为浆性半月（demilune）。

⑤ 腺泡上部有时可切到导管（其上皮与腺上皮有何不同?），在接近气管上皮时渐移行为假复层纤毛柱状上皮。

【绘图】

假复层纤毛柱状上皮

400×　HE 染色

标注：杯状细胞　纤毛　柱状细胞的核　梭形细胞的核　锥体形细胞的核　基膜

【病例讨论】

【病史摘要】

女性，48 岁。

病史：体检时发现患者左乳内有一较大结节，肿块表面的皮肤呈橘皮样外观，遂到医院就诊。

查体：左乳腺外结节大小为 5cm×5cm×3cm，同侧腋窝有多个淋巴结肿大。腋窝淋巴结活检，病理诊断为乳腺低分化腺癌伴腋窝淋巴结转移。

诊断：乳腺癌，同侧腋窝淋巴结转移。

【讨论】

1. 腺上皮和腺的区别是什么？

2. 外分泌腺包括哪些结构？它们的镜下形态学特点是什么？

3. 查阅相关资料，如何预防乳腺癌的发生？

【思考题】

1. 在切片上如何区分上皮组织和其他组织？

2. 何为内皮、间皮？

3. 如何区分复层扁平上皮与变移上皮？

4. 在显微镜下如何区分浆液性腺泡和黏液性腺泡？

第 2 章　结缔组织(Connective Tissue)

【本章概述】

结缔组织(connective tissue)由细胞和大量细胞间质构成。人体内结缔组织种类多,分布广,形式多样。它们具有相同的特点:① 细胞密度低,但细胞种类多,分散在大量的细胞间质中。细胞间质包括基质和纤维。② 都起源于胚胎时期的间充质。本章主要观察疏松结缔组织、致密结缔组织等固有结缔组织。观察时以疏松结缔组织为重点,并与致密结缔组织比较。结缔组织分布于器官、组织和细胞之间,具有连接、营养、保护和防御功能。

【实验目的】

1. 掌握疏松结缔组织中纤维和细胞的结构,疏松结缔组织的结构特点。

2. 掌握致密结缔组织和脂肪组织的结构。

【实验内容】

1. 疏松结缔组织(loose connective tissue)铺片

大鼠皮下结缔组织伸展片　台盼蓝活体注射　Weigert＋Her染色

2-2-1

(1) 肉眼观察

伸展片呈紫红色,选择较透亮区域观察。

(2) 低倍镜观察

① 胶原纤维(collagenous fiber):淡红色带状,粗细不等,数量多。

② 弹性纤维(elastic fiber):多单根走行,细丝状,有分支,常见断端卷曲成波浪形(为什么?),折光性强,染成紫蓝色,数量少。

③ 胶原纤维和弹性纤维互相交织成网,网间空隙处即为基质,网间还散在分布许多结缔组织细胞。

(3) 高倍镜观察

① 成纤维细胞(fibroblast):数量多,胞体较大,呈扁平状,有细长突起,细胞边界不甚清楚。核大,呈卵圆形,色浅,细胞质内一般没有吞噬染料颗粒。

② 巨噬细胞(macrophage):细胞形态不一,有不规则的突起。核较小而染色深,呈圆或椭圆形。细胞质内含有大小不等的蓝色吞噬颗粒。

2. 疏松结缔组织(loose connective tissue)

人小肠纵切面　HE染色

2-2-2

(1) 肉眼观察

小肠切片中浅红色部分为疏松结缔组织。

(2) 低倍镜观察

在切片中找到上皮下方淡红色松散处,即疏松结缔组织,它由许多长短不一、方向不同的纤维断面交织成网状的结构,结缔组织细胞核散在分布其间;此外,还有许多大小不等的空腔团块结构,为血管和神经丛(待以后再观察)。

（3）高倍镜观察

① 大量粗细不等、长短不一、方向不同的红色纤维断面疏松交织排列,多数是胶原纤维,弹性纤维细而不易区别。

② 细胞散在分布于纤维之间,数量多。成纤维细胞核大,椭圆形,核仁较清楚,色紫。其他结缔组织细胞不易区分。

3. **致密结缔组织**（dense connective tissue）

人头皮切面　HE 染色

（1）肉眼观察

表面呈紫蓝色的部分为表皮,其下方浅红色的部分即为致密结缔组织。

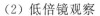
2-2-3

（2）低倍镜观察

① 切片一边细胞紧密排列成数层,是头皮的表皮。

② 表皮下方淡红色部分是皮肤的真皮,即致密结缔组织。

③ 纤维粗大,排列紧密,有横切、斜切和纵切,说明多相交织。

④ 细胞少,散在分布,仅见圆或椭圆形的核。

（3）高倍镜观察

① 胶原纤维色红,量多,光线调暗后,可见深红色的细而折光性较强的弹性纤维夹在其间。

② 细胞成分相对较少,多为成纤维细胞和纤维细胞。

4. **脂肪组织**（adipose tissue）

人头皮切面　HE 染色

（1）肉眼观察

表面染色较深部位为表皮,其下方浅红色的为真皮,再下方即为皮下组织。

2-2-4

（2）低倍镜观察

在真皮下方的皮下组织内可见疏松结缔组织和脂肪组织。脂肪组织颜色非常淡,呈网状结构。

（3）高倍镜观察

① 脂肪细胞呈圆形或多边形,边缘淡红色的是细胞质,中央空白区的是脂滴(脂肪在制片过程中已被酒精溶解,故呈空泡状)。

② 细胞核被脂滴挤在一侧边缘,呈新月形,大部分细胞没有切到核。

③ 脂肪细胞之间有少量结缔组织。

5. **网状组织**（reticular tissue）

猫淋巴结切面　HE 染色

（1）低倍镜观察

找到淋巴结中央髓质(色浅部分)。

（2）高倍镜观察

① 网状细胞较大而不规则,有许多突起,互相连接成网。

② 网状细胞核呈圆形或椭圆形,位于中央,染色浅,核仁明显。

③ 网状细胞之间填充许多染色较深的淋巴细胞。

④ 本片因是 HE 染色,网状纤维不能显示。

【示教】

1. 光镜图片

(1) 肥大细胞(mast cell)

大鼠皮下结缔组织伸展片　硫堇染色

观察:① 肥大细胞的形态特点。

② 细胞质内含许多粗大且呈深紫色的异染性颗粒。

③ 核小,呈圆形或椭圆形,位于细胞中央,本片核未着色而呈一白色区域。

(2) 浆细胞(plasma cell)

人鼻息肉或子宫颈上皮移行带　HE 染色

观察:① 浆细胞为椭圆形。

② 核圆而小,偏于一侧。染色质成块状,紧贴核膜,排列如车轮状。

③ 细胞质较多,嗜碱性,呈淡紫蓝色,核旁常可见浅染区。

(3) 脂肪组织(fat cell)

小鼠肠系膜伸展片　苏丹Ⅲ染色

观察:染成橘红色的大小不等、圆形或椭圆形结构即为脂肪组织内的脂滴。

2. 电镜图片

(1) 巨噬细胞(macrophage)

观察:可见细胞表面有不规则的突起和微绒毛,细胞质内可见较多的溶酶体、吞噬体及高尔基复合体等超微结构。

(2) 成纤维细胞

观察:可见细胞的表面形状,细胞质内高尔基复合体、粗面内质网和游离核糖体等超微结构及细胞周围的胶原纤维。

(3) 肥大细胞

观察:可见细胞质内充满由单位膜包裹而内部结构呈多样性的颗粒,以及粗面内质网和高尔基复合体等超微结构。

【绘图】

疏松结缔组织

400×　特殊染色

标注:胶原纤维　弹性纤维　网状纤维　成纤维细胞　浆细胞　巨噬细胞　肥大细胞脂肪细胞

【病例讨论】

> **【病史摘要】**
>
> 女性,50 岁。
>
> 病史:患者于 3 小时前食用芒果后,遂面颊、口周表现为红肿、斑片、皮肤表面瘙痒,且出现恶心、呕吐、腹泻等消化道症状。发病前无服药史及外伤史,既往无系统疾病史及药物过敏史。

血常规检查：嗜酸性粒细胞增高。

诊断：急性荨麻疹。

【讨论】

1. 疏松结缔组织包含哪几种细胞？每种细胞的生理功能是什么？

2. 参与上述疾病的关键细胞有哪些？其镜下形态特点是什么？

【思考题】

1. 根据上皮组织和结缔组织的结构特征，如何在组织切片上区分这两种组织？

2. 在组织切片上如何区别各种类型的结缔组织？

第 3 章　软骨和骨（Cartilage and Bone）

【本章概述】

软骨和骨（cartilage and bone）属于广义的结缔组织。软骨组织由软骨细胞和软骨基质组成，软骨组织及其周围的软骨膜构成软骨。骨组织由大量钙化的骨基质和骨细胞组成，细胞包括骨祖细胞、成骨细胞、骨细胞和破骨细胞四种。本章重点观察透明软骨和骨磨片。软骨和骨在机体内主要起支撑和保护作用。

【实验目的】

1. 掌握透明软骨的结构。
2. 掌握骨组织及密质骨的结构。
3. 掌握骨组织发生的基本过程。
4. 熟悉骨的发生方式。

【实验内容】

1. 透明软骨（hyaline cartilage）

人气管横切面　HE 染色

（1）肉眼观察

管壁内染成紫蓝色的部分为透明软骨。

2-3-1

（2）低倍镜观察

① 软骨两边包有薄层淡红色的致密结缔组织为软骨膜，其间为软骨组织（软骨内有无血管？）。

② 细胞间质呈淡紫蓝色均质状（因胶原纤维的折光率同基质一致，故纤维光镜下看不见）。

③ 软骨细胞分散在基质内。

（3）高倍镜观察

① 软骨细胞（chondrocyte）：在软骨的边缘，细胞较小，呈椭圆形或梭形，移向软骨中央，细胞逐渐增大，呈圆形或半月形，靠中央的软骨细胞往往三五成群，称同源细胞群（它是怎样形成的？）。

② 软骨陷窝（cartilage lacuna）：软骨细胞大小不等，位于软骨陷窝内，在制片中因细胞质收缩而呈不规则形，留下的腔隙即为软骨陷窝。软骨陷窝周围的基质嗜碱性强，呈较深的紫蓝色，称为软骨囊（cartilage capsule）（软骨囊为何嗜碱性强？）。

2. 密质骨（compact bone）

人的长骨骨干横断面（骨磨片）　$AgNO_3$ 染色

2-3-2

17

（1）低倍镜观察

① 骨板：

a. 环骨板，即平行于内、外表面的骨板（不用分内环骨板和外环骨板）。

b. 骨单位（osteon），由多层同心圆状排列的哈弗斯骨板环绕中央管构成。

c. 间骨板，即在骨单位之间平行排列而不规则的骨板。

② 黏合线：上述骨板之间为白色透亮的黏合质（可将光线调暗观察）。

③ 骨板间有骨陷窝（bone lacuna）和骨小管分布。

（2）高倍镜观察

本片因是磨片，比较厚，换高倍镜时，务必注意切勿压破玻片。

① 骨陷窝呈黑色梭形（骨细胞已消失，为什么？）。

② 骨陷窝向两侧伸出的黑线即为骨小管，呈放射状排列。

3. **骨发生**

胎儿手指纵切面　HE 染色

（1）低倍镜观察

从骺端向骨髓腔移动，依次观察软骨内成骨的以下各区。

① 软骨储备区（zone of reserve cartilage）：一般的透明软骨。软骨细胞较小，分散存在。

② 软骨增生区（zone of proliferating cartilage）：软骨细胞较大，通过分裂形成的同源细胞群沿软骨纵向排列，形成软骨细胞柱。

③ 软骨基质钙化区（zone of calcifying cartilage）：软骨细胞肥大，呈空泡状，核固缩。软骨基质钙化呈强嗜碱性。

④ 成骨区（zone of ossification）：可见过渡型骨小梁，其中钙化的软骨基质（蓝色），表面为骨组织（红色）。小梁之间是初级骨髓腔，腔内有造血组织及血管。

（2）高倍镜观察

在骨小梁周围观察成骨细胞和破骨细胞。

① 成骨细胞（osteoblast）：位于骨小梁的边缘，排列整齐。细胞呈立方形或矮柱状，细胞质嗜碱性。

② 破骨细胞（osteoclast）：位于骨小梁的边缘，特别是在骨小梁的凹陷处。胞体巨大，有数个细胞核，细胞质嗜酸性。

【示教】

（1）骨的发生

儿童长骨　HE 染色

观察：① 在骨髓腔边缘，排列成上皮样的为成骨细胞（osteoblast），其细胞质嗜碱性，核圆或椭圆形，位于细胞的一侧。

② 在成骨细胞附近，有时可见胞体很大，呈不规则形，细胞质嗜酸性，内含多个细胞核的破骨细胞（osteoclast）（它是怎样形成的？ 有何功能？）。

（2）弹性软骨（elastic cartilage）

人耳廓　Weigert 染色

观察：弹性软骨结构类似透明软骨，特点在于其间质内有大量互相交织

2-3-3

的染成紫红色的弹性纤维,在软骨陷窝周围特别密集。

（3）纤维软骨（fibrocartilage）

人椎间盘　三色染色法

观察：间质中含有大量平行或交错排列的胶原纤维束,在胶原纤维束之间有成行排列的软骨细胞,细胞界限不清,软骨囊明显。

【绘图】

（1）透明软骨

400×　HE染色

标注：软骨膜　软骨基质　软骨细胞　软骨陷窝　软骨囊　同源细胞群

（2）哈弗斯系统

400×　镀银染色

标注：中央管　骨板　骨陷窝　骨小管　间骨板

【病例讨论】

【病史摘要】

男性,28岁。

病史：患者于一天前不慎跌倒,右腕部着地。右腕部肿胀,有局部压痛。右腕部畸形,呈银叉状。右腕活动受限,末梢循环、感觉及运动好。脊柱及其他肢体无异常。

查体：头颅、眼、耳、口无异常。颈部无异常。胸廓无压痛,心率78次/min,律齐。腹平软,无压痛,无反跳痛。肝脾未及肿大。肾区无压痛、叩痛,肠鸣音正常,神经反射无异常。

X线检查：右桡骨远侧3cm处骨连续性中断,远端向桡侧及背侧移位。

诊断：右Colles骨折。

【讨论】

1. 长骨骨干的微细结构是怎样的？其中起支撑作用的主要结构是什么？

2. 请简述骨折后的修复过程,并论述促进骨折修复的措施有哪些。

【思考题】

1. 比较三种软骨组织结构的异同。

2. 从骨组织的组成和结构方面说明骨是最坚硬的结缔组织。

3. 软骨和骨获取营养的方式有何不同？营养骨的血管、神经是如何从骨外面进入骨髓腔的？

第4章 血液(Blood)

【本章概述】

血液(blood)由血细胞和血浆构成,属于广义的结缔组织。血细胞主要由骨髓生成。当血液流经骨髓组织时,成熟的红细胞、白细胞和血小板加入循环血液,及时补充衰老死亡的细胞成分。通常采用血涂片的方法观察血液和骨髓组织的细胞成分。

【实验目的】

1. 掌握姬姆萨(Giemsa)染色血涂片中红细胞及各类白细胞的形态;熟悉血小板的形态。

2. 熟悉白细胞分类计数方法。

3. 了解各类幼稚血细胞和骨髓组织细胞的形态特点。

【实验内容】

血细胞(blood cell)

人的血涂片　Wright(瑞氏)染色

(1) 低倍镜观察

2-4-1　　　2-4-2　　　2-4-3

所见大量红色小点为红细胞,分散在红细胞之间的少量紫色小点即为白细胞,白细胞在血涂片边缘较多。

(2) 高倍镜观察

① 红细胞(erythrocyte):双凹圆盘状,直径约为 $7.5\mu m$,无细胞核,细胞质橘红色,边缘染色深,中央色浅(为什么?其形态结构与其功能有何关系?)。

② 中性粒细胞(neutrophilic granulocyte):数量较多,细胞圆形,核分 2~5 叶,多数 3 叶,叶间有极细的染色质丝相连。细胞质内含有细而均匀的淡紫红色颗粒,并间以少量稍粗大、深紫蓝色的嗜天青颗粒。

③ 嗜酸性粒细胞(eosinophilic granulocyte):细胞圆形,较大,核常分 2 叶,细胞质内充满粗大、均匀的鲜红色颗粒。

④ 嗜碱性粒细胞(basophilic granulocyte):数量极少,不易找到。细胞圆形,核形态不规则,常被嗜碱性颗粒遮盖以致看不清。细胞质内含有大小不等、分布不均的紫蓝色颗粒。若找不到该细胞,可见"示教"部分。

⑤ 淋巴细胞(lymphocyte):细胞有大有小,以小淋巴细胞为多,核质比大,核圆形或卵圆形,染色深,一侧常有凹痕。细胞质少,呈天蓝色。

⑥ 单核细胞(monocyte):细胞最大,呈圆形,细胞核呈肾形或马蹄形。细胞质较多,呈灰蓝色,并可见少量细小的嗜天青颗粒。

⑦ 血小板(blood platelet):常呈星形或多角形的蓝紫色的小体,体积很小,其中可见细

小的红紫色的血小板颗粒,常三五成群于红细胞之间。

【示教】

光镜标本

(1)嗜碱性粒细胞

Wright 染色

(2)网织红细胞

煌焦油蓝染色

【绘图】

血涂片

400×　Wright 染色

标注:红细胞　中性粒细胞　嗜酸性粒细胞　嗜碱性粒细胞　淋巴细胞　单核细胞

血小板

【病例讨论】

【病史摘要】

女性,3 岁。

病史:该患儿 2 天前突发高热,脸色苍白,头痛,精神不振,食欲下降。

查体:颈部淋巴结、肝、脾肿大。

血常规检查:白细胞计数异常增高,其中白细胞中幼稚粒细胞占 70%,正常白细胞占 30%;红细胞和血红蛋白数量降低。

骨髓象检查:核细胞显著增生,以原始细胞为主。

诊断:急性粒细胞性白血病。

【讨论】

1. 血细胞的组成成分及各自的镜下形态、功能是什么?

2. 查阅资料,简述急性粒细胞性白血病的治疗方案有哪些。

【思考题】

在血涂片上如何区分各种白细胞?

第5章　肌组织(Muscle Tissue)

【本章概述】

肌组织(muscle tissue)主要由肌细胞组成,肌细胞之间有少量结缔组织和毛细血管。由于肌细胞细而长,所以肌细胞又称肌纤维。根据结构和功能特点,肌组织分为骨骼肌、心肌和平滑肌三种。观察时,应根据肌纤维的形态、细胞核的位置及数量、胞体有无横纹等,比较并区分三种肌纤维。同时,结合电镜照片的超微结构,理解肌纤维收缩的结构基础。

【实验目的】

1. 掌握肌组织的形态结构特点及三种肌纤维在不同切面的光镜形态结构特点。

2. 掌握骨骼肌纤维和心肌纤维的电镜结构特点;了解平滑肌纤维的电镜结构。

【实验内容】

1. 骨骼肌(skeletal muscle)

人的骨骼肌纵、横切面　HE 染色

2－5－1

(1) 肉眼观察

1) 纵切面

肌纤维呈带状。

2) 横切面

肌纤维呈不规则的多边形。

(2) 低倍镜观察

1) 纵切面

① 肌纤维呈长圆柱形,肌纤维边缘有序地排列着很多长椭圆形的细胞核。

② 肌纤维之间可见少量结缔组织。

2) 横切面

① 圆形或多边形小块为肌纤维横切面。

② 肌纤维边缘上可见圆形或椭圆形细胞核。

③ 肌纤维之间有少量结缔组织和一些毛细血管。

(3) 高倍镜观察

1) 纵切面

① 肌纤维内纵向排列的细丝是肌原纤维(myofibril)。

② 在肌纤维上可见明暗相间的横纹。调暗光线,在明带中可见 Z 线,在暗带中可见略微发亮的 H 带,M 线不清楚。

2) 横切面

① 肌纤维膜清楚。

② 肌原纤维呈颗粒状。

2. 心肌(cardiac muscle)

人的心脏(heart)切面 HE 染色

2-5-2

(1) 低倍镜观察

1) 纵切面

先在切片上找到心肌纵切面,肌纤维细长,呈圆柱形,分支互相连成网。

2) 横切面

心肌纤维呈大小相似的小圆块。

(2) 高倍镜观察

1) 纵切面

① 心肌纤维上有明带和暗带,但不如骨骼肌的明显。

② 在心肌纤维连接处可见与肌纤维长轴垂直的紫色粗线,即为闰盘(intercalated disk)。

③ 肌细胞核呈椭圆形,位于细胞中央,核仁端肌原纤维少、较透亮。

④ 肌纤维之间有少量结缔组织及丰富的毛细血管。

2) 横切面

① 心肌纤维呈圆形或多边形,大小相似,近核处中轴透亮。

② 肌纤维膜较清楚,肌丝较粗,有时可呈放射状排列。

③ 核圆,位于细胞中央,大部分未切到核。

④ 肌纤维之间含少量结缔组织及丰富的毛细血管。

3. 平滑肌(smooth muscle)

人小肠(small intestine)纵切面 HE 染色

2-5-3

(1) 肉眼观察

切片上凹凸不平的一侧为肠腔面,外层染成红色的即为平滑肌部分。

(2) 低倍镜观察

① 先在小肠壁外周找到红色平滑肌层,内层呈细点状的为平滑肌的横切面,外层呈长条形的为平滑肌的纵切面。

② 平滑肌之间结缔组织极少,而在纵、横切面之间结缔组织略多。

(3) 高倍镜观察

1) 纵切面

① 平滑肌纤维呈细长梭形,肌纤维的末端与相邻肌纤维的中段镶嵌排列。

② 核呈长椭圆形或短棒状,可有扭曲,染色浅,在细胞中央。

③ 细胞质呈红色,无肌原纤维。

2) 横切面

断面大小不等,互相掺杂,大的一般中央有核,小的无核,无肌原纤维,肌细胞之间可见少量结缔组织的细胞核。

【示教】

电镜图像

(1) 骨骼肌纤维

(2) 心肌纤维

(3) 肌节

【绘图】

骨骼肌纵、横切片

400×　HE 染色

标注：横切面　纵切面　肌细胞核　横纹

【病例讨论】

【病史摘要】

男性,23 岁。

病史:患者参加校园马拉松比赛后感觉腿痛明显,出现恶心、呕吐、食欲减退、乏力、酱油色尿。

检查:尿隐血强阳性,血和尿肌红蛋白均升高。

诊断:横纹肌溶解综合征。

【讨论】

1. 横纹肌的分类有哪些？它们在镜下有何区别？

2. 查找相关资料,简述由运动过度引起的横纹肌溶解综合征的治疗方案。

【思考题】

1. 在组织切片上如何区分三种肌组织(纵、横切面)？

2. 肌纤维、肌原纤维及肌丝三者的关系如何？

第6章 神经组织(Nerve Tissue)

【本章概述】

神经组织(nerve tissue)是构成神经系统最主要的组织成分,由神经细胞和神经胶质细胞组成。神经细胞是神经系统的结构和功能单位,亦称神经元(neuron),它们具有接受刺激、整合信息和传导冲动的能力。神经元可分为胞体和突起两部分。突起又分树突(dendrite)和轴突(axon)。神经元与神经元或与非神经元细胞之间通过突触(synapse)传递信息。神经胶质细胞(neuroglial cell)不具有传导神经冲动的特性,对神经元起支持、保护、绝缘和营养等作用,两者的关系极为密切。

【实验目的】

1. 掌握神经元的形态结构特点和化学突触的电镜结构特点。

2. 掌握有髓神经纤维的结构特点。

3. 了解神经末梢和神经胶质细胞的基本形态结构。

【实验内容】

1. 运动神经元(motor neuron)

猫脊髓横切面　HE染色

2-6-1

(1) 肉眼观察

脊髓中央呈蝴蝶形而染色较深的部分为灰质;周围染色较浅的部分为白质。灰质腹侧一对较圆钝的膨大突起为前角;背面一对细而长的突起为后角。

(2) 低倍镜观察

① 先找到灰质前角,可见有胞体较大的多突起细胞,单个或成群排列,为多极运动神经元。有的未切到细胞核,选择结构完整的观察。

② 其余小而多、仅见紫色细胞核的是神经胶质细胞。

(3) 高倍镜观察

① 胞体:为多边形,在细胞质中可以看到以下结构。

a. 细胞核,大而圆,多位于胞体中央,核内异染色质较少,故着色浅,呈空泡状,核仁清楚可见(与其他各种细胞核相比,神经元细胞核有何特点?)。

b. 尼氏体,为充满在细胞质内的紫蓝色小块状或颗粒状结构(其超微结构如何,有何功能?)。

② 细胞突:多为数个,长短不等。细胞质中颗粒状尼氏体的细胞突为树突,如突起的起始部为圆锥形,且有染色浅、无尼氏体的轴丘,此细胞突为轴突。

2. 有髓神经纤维(myelinated nerve fiber)

猫坐骨神经纵、横切面　HE染色

（1）肉眼观察

切片上长条状的为神经纵切面，圆块状的为神经横切面，每一切面内含有很多有髓神经纤维。

（2）低倍镜观察

1）纵切面

可见很粗的神经纤维束，束的两侧边缘有由致密结缔组织组成的神经束膜，束膜内为粗细不等的纵行条纹，即有髓神经纤维。

2-6-2

2）横切面

① 包裹整条神经外周的结缔组织即为神经外膜；包裹每个神经束外膜的结缔组织为神经束膜；伸入神经纤维束内，神经纤维间的结缔组织为神经内膜。

② 神经束内挤满圆形或椭圆形的结构，皆是有髓神经纤维。

（3）高倍镜观察

1）纵切面

① 轴索：在神经纤维的中轴，见粗细不等的细线呈紫蓝色，即轴索。

② 髓鞘：在轴索两侧，松网状淡红色结构为髓鞘（髓磷脂已被溶解）。

③ 郎飞结：有髓神经纤维缩窄处，此处无髓鞘，只有轴索通过，呈藕节状。

④ 神经膜：为髓鞘外侧一条颜色较深的细线，某些部位可见梭形施万细胞核。

⑤ 神经纤维间结缔组织很少。

2）横切面

有髓神经纤维中央，浅紫色的为轴索，外周呈放射形浅红色的细线状结构为髓鞘，髓鞘外包有一层深色的神经膜，有时可见施万细胞核。

3．无髓神经纤维（unmyelinated nerve fiber）

猫的交感神经节　HE染色

（1）肉眼观察

色深而粗大者为交感神经节；两端色浅而细长者为神经纤维。

（2）低倍镜观察

在色浅处找细长神经纤维。

（3）高倍镜观察

紧密排列呈条索状结构的即无髓神经纤维。紫色细长的细胞核为施万细胞的核。因轴突较细，在光镜下无法辨认。无髓鞘和郎飞结。

无髓神经纤维之间可见少量有髓神经纤维。

【示教】

1．光镜标本

（1）神经胶质细胞（neuroglial cell）

猫的大脑切面　Golgi镀银法

制片：取一块猫大脑，用特殊Golgi镀银法处理后，滴上树胶即成。本片无盖玻片，树胶封盖甚厚，因此观察时需不断使用细调螺旋才能看清。

观察：① 原浆性星形胶质细胞：细胞突粗短，分支多，呈丛状，胞体边界不清。

② 纤维性星形胶质细胞：细胞突细长，分支较少，细胞核不清楚。

③ 少突胶质细胞：胞体小,突起少,分支也少。

④ 小胶质细胞：胞体小,长圆形,细胞质少,突起少,有分支,表面粗糙。

（2）触觉小体（tactile corpuscle）

人手指皮切面　HE 染色

观察：位于真皮乳头内的椭圆形结构即触觉小体,边界清楚,由触觉细胞横行排列而成,小体外包有一层结缔组织被囊。

（3）环层小体（lamellar corpuscle）

猫肠系膜切面　HE 染色

观察：① 它由许多层同心圆排列的薄膜围成。

② 中轴为无结构浅区,红色结构为内棍,其中含有轴索。

（4）运动终板（motor end plate）

壁虎尾肌　氯化金染色

观察：① 位于骨骼肌上面的黑色树枝状结构是神经纤维,末端分支呈爪状。

② 爪状末端呈纽扣状膨大,此处肌浆较多,两者共同组成运动终板。

2. 电镜图像

（1）有髓神经纤维（myelinated nerve fiber）

观察：可见轴突、髓鞘板层、郎飞结。

（2）轴-体突触（axosomatic synapse）

观察：① 突触前成分可见突触前膜、突触小泡、线粒体及微管、神经丝、微丝、滑面内质网等。

② 可见突触间隙。

③ 突触后成分可见突触后膜。

【绘图】

脊髓前角运动神经元

400×　HE 染色

标注：核　核仁　尼氏体　树突　轴丘　轴突

【病例讨论】

【病史摘要】

女性,21 岁。

病史：患者半年来逐渐全身无力,2 周前出现眼睑下垂,复视,无消化道疾病,但吞咽困难,面肌、颈肌无力。

检查：乙酰胆碱受体（AchR）抗体滴度增高。

神经肌肉电生理检查：肌收缩力量降低,振幅变小。肌肉动作电位幅度降低10%以上,单纤维兴奋传导延缓或阻滞。

诊断：重症肌无力。

【讨论】

重症肌无力是一种神经-肌肉接头传递功能障碍的自身免疫性疾病,病变部位在神经-肌肉接头的突触后膜,该膜上的乙酰胆碱受体受到损害后,受体数目减少。

1. 神经肌肉突触属于哪一类型的突触? 其结构基础是什么?

2. 神经冲动如何在运动终板传递?

【思考题】

1. 在组织切片上如何识别神经细胞?

2. 在切片上如何区分轴突和树突?

第7章 神经系统(Nervous System)

【本章概述】

神经系统(nervous system)由脑、脊髓及与它们相连的脑神经、脊神经、自主神经和神经节共同组成。神经系统主要由神经组织构成。肉眼观察新鲜的或固定染色的脑和脊髓标本,都可区分灰质和白质两部分。灰质的主要成分是神经元的胞体、树突以及与它们联系的神经纤维和末梢;白质主要由神经纤维束构成。由于大脑和小脑的灰质在表层,故又称皮质;大脑和小脑的白质位于皮质下面,称为髓质。

【实验目的】

1. 掌握大脑皮质、小脑皮质及脊髓灰质的组织结构。

2. 了解脊神经节、交感神经节的结构特点。

【实验内容】

1. 大脑皮质(cerebral cortex)

人大脑 HE 染色

(1) 肉眼观察

① 切片中央的裂缝是中央沟。

② 表面染色深的是皮质(灰质),其深部染色浅的为髓质(白质)。

③ 皮质厚的一侧是中央前回,薄的一侧是中央后回。

(2) 低倍镜观察

① 区别皮质和髓质:皮质位于浅表,内有很多神经元胞体;髓质位于深部,由神经纤维组成,其间可见紫色的神经胶质细胞。

② 皮质神经细胞的大小、形态均不同,且排列疏密相间,可分六层。

(3) 高倍镜观察

① 分子层:染色浅,神经元少而小,排列稀疏。

② 外颗粒层:神经元小而较密集,染色较深,由许多小锥体细胞和星形细胞组成。

③ 锥体细胞层:此层较厚,神经元胞体较大,呈锥体形,排列较稀疏。

④ 内颗粒层:中央后回明显,神经元小而密集,由许多星形细胞和少量小锥体细胞组成。

⑤ 节细胞层:本层细胞稀少,由中型、大型细胞组成,在中央前回可见巨大锥体细胞(Betz 细胞)。

⑥ 多形细胞层:主要由梭形细胞组成,神经元较小,形态多样。

2. 小脑(cerebellum)

人小脑 HE 染色

2-7-1

（1）低倍镜观察

皮质表面覆以软脑膜（结缔组织）。

① 皮质：由外向内分为三层。

a. 分子层（molecular layer），较厚，染色浅。神经细胞少，分散。

b. 浦肯野细胞层（Pukinje cell layer），由一层浦肯野细胞整齐排列而成，细胞大，呈梨形。

c. 颗粒层（granular layer），染色深，主要由密集的颗粒细胞组成，镜下仅见其核。

② 髓质：染色浅，由神经纤维和神经胶质细胞构成。

（2）高倍镜观察

观察浦肯野细胞的形态特点。

分子层表面较密集的细胞可能是小脑发生时期的星形细胞，随着发育的进行，分子层扩大，细胞分布渐趋稀疏。

3. **脊神经节**（spinal ganglia）

猫脊神经节　HE 染色

（1）低倍镜观察

外包结缔组织被膜，神经节内有许多大小不同的神经元，其周围包有一层卫星细胞，神经纤维束把神经元分隔成大小不等的群落。神经纤维大部分是有髓纤维。

（2）高倍镜观察

神经元胞体大小不等，胞体近圆形，突起较难见到，核圆，染色浅，核膜清楚，核仁明显，细胞质中可见紫蓝色颗粒状的尼氏体。卫星细胞扁而小，核椭圆或圆形。

4. **触觉小体**（Meissner's corpuscle）**和环层小体**（Pacinian's corpuscle）

人手指皮　HE 染色

（1）低倍镜观察

表面是角化的复层扁平上皮（表皮），表皮下是结缔组织（真皮）。结缔组织突向表皮形成乳头。在紧接表皮的乳头内寻找卵圆形的触觉小体，在真皮深层可见体积较大、圆形或卵圆形的环层小体，由同心圆排列的扁平细胞组成，小体中心有一均质红色的圆柱体（HE 染色标本看不到神经纤维末梢）。

2-7-2

（2）高倍镜观察

触觉小体内有横列的扁平细胞（HE 染色标本看不到神经纤维末梢）。

【示教】

1. 光镜标本

（1）游离神经末梢

镀银染色

（2）触觉小体

镀银染色

（3）环层小体

镀银染色

（4）运动终板

氯化金染色

（5）大脑皮质的锥体细胞

镀银染色

（6）小脑的浦肯野细胞

镀银染色

2．电镜图像

运动终板

【绘图】

小脑皮质

400×　　HE 染色

标注：分子层　浦肯野细胞　颗粒层

【病例讨论】

【科学前沿知识】

　　研究发现，阿尔茨海默病患者颞叶皮质中内皮的紧密连接蛋白 Claudin5 和 Occludin 的浓度与大脑中的 Tau 蛋白和载脂蛋白 E 的浓度呈负相关。由此推测，阿尔茨海默病患者的 Tau 蛋白与载脂蛋白 E 的神经病理学变化可能导致紧密连接蛋白减少，从而使血脑屏障通透性增高。

【讨论】

　　1．简述血脑屏障的结构组成以及功能。

　　2．查阅相关文献，简述阿尔茨海默病的致病因素及目前的治疗方法。

【思考题】

1．中枢神经系统中白质与灰质在结构上有何不同？它们在镜下如何区别？

2．在低倍镜下如何鉴别大脑和小脑？

第8章 循环系统(Circulatory System)

【本章概述】

循环系统(circulatory system)包括心血管系统和淋巴系统。除毛细血管和毛细淋巴管外,循环系统的管壁结构均可分为3层,即内膜、中膜和外膜。血管的结构以中等动脉最为典型,三层分界最明显。观察时以中等动脉为代表,其他血管与之进行比较。

【实验目的】

1. 掌握心脏的组织结构;了解心瓣膜的组织结构特点。

2. 掌握大、中、小动脉管壁的组织结构特点。

3. 了解静脉管壁的组织结构特点。

4. 掌握毛细血管壁的组织结构特点。

【实验内容】

1. 小动脉、小静脉和毛细血管(small artery,small vein and capillary)

人肠系膜切面 HE染色

(1) 低倍镜观察

① 小动脉管壁厚而圆,内弹性膜呈波浪形,中膜明显。

② 小静脉管壁薄而不规则,内膜不易看清,外膜较厚。

③ 小动、静脉周围有脂肪组织、疏松结缔组织、神经和毛细血管。

2-8-1

(2) 高倍镜观察

① 小动脉:管壁可分内膜、中膜和外膜3层结构。

a. 内膜,可见1层红色波浪形结构,为内弹性膜。内弹性膜的内侧见到的椭圆形细胞核是内皮细胞核。内弹性膜和内皮细胞之间的内皮下层较薄,不是很清楚。

b. 中膜,由6～7层平滑肌环行排列而成,在肌纤维之间有少量纤细的弹性纤维分布。

c. 外膜,较薄,可见许多较粗、色淡红的胶原纤维和深红色、折光性强的弹性纤维,一般没有外弹性膜。

② 小静脉:管壁内膜的层次不易分清,中膜薄,外膜明显。

a. 内膜,薄,仅见1层内皮,内皮下层分不清。

b. 中膜,由2～3层排列较疏松的环行平滑肌构成。

c. 外膜,为结缔组织。

③ 毛细血管:

a. 毛细血管横切面呈指环状,由2～3个内皮细胞围成,小的毛细血管只由1个内皮细胞围成。内皮细胞核因细胞收缩突入管腔,有时腔内可见红细胞(如腔内无红细胞,又怎样与脂肪细胞区别?)。

b. 毛细血管的纵切面细长,内皮细胞核排列于腔面,腔内有时可见红细胞。

2．中等动、静脉(medium-sized artery and vein)

人的中等动、静脉横切面　HE 染色

2－8－2

（1）肉眼观察

标本中壁厚而圆的是中等动脉,壁薄而形状不规则的是中等静脉。

（2）低倍镜观察

① 中等动脉：管壁厚而圆,中膜比外膜厚,管腔规则。

② 中等静脉：管壁薄,外膜比中膜厚,管腔不规则。

③ 在中等动脉和静脉周围可见神经、疏松结缔组织、脂肪组织、小血管等。

（3）高倍镜观察

① 中等动脉：

a. 内膜,薄,内皮细胞衬贴于腔面,其核呈紫色,排列在腔面,细胞边界不清。内皮下可见内弹性膜,为 1 层波浪形发亮的粉红色带状结构,它是内膜和中膜的分边界。内弹性膜和内皮之间是内皮下层。

b. 中膜,最厚,由 10～40 层环行平滑肌组成,其间有少量弹性纤维和胶原纤维。

c. 外膜,比中膜薄,胶原纤维排列较紧密,并间杂折光性强的弹性纤维。外膜和中膜交界处有外弹性膜,多为纵行弹性纤维的横切面,为大小不等的亮红色点状结构,有时可见一段较明显的波浪状亮红色的带状结构。外膜和周围组织分界不明。

② 中等静脉：

a. 内膜,薄而平整,仅见 1 层内皮,内皮下层和内弹性膜均不明显。

b. 中膜,比外膜薄,有 5～6 层纵切或横切的平滑肌且排列疏松,弹性纤维细而少。

c. 外膜,较厚,为结缔组织,可见平滑肌束的横切面(为什么?),无外弹性膜。

3．大动脉(large artery)

人主动脉　HE 染色

2－8－3

（1）低倍镜观察

区别大动脉内膜、中膜和外膜。

① 内膜,可见内皮,内弹性膜不易与中膜的弹性膜区别,内皮和内弹性膜之间的结缔组织是内皮下层。

② 中膜,很厚,可见 40～70 层弹性膜,弹性膜间为环行的平滑肌纤维和少量胶原纤维或弹性纤维。

③ 外膜,由较薄的结缔组织组成,并可见营养血管和小神经束。

（2）高倍镜观察

大动脉中膜内可见大量红色、折光性强、呈波浪形线条的弹性膜。其间夹有平滑肌纤维,以及弹性纤维和胶原纤维。

4．心脏(heart)

人心室壁切面　HE 染色

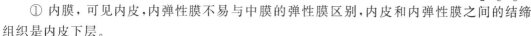

（1）低倍镜观察

① 区别心内膜、心肌层和心外膜。

② 心肌层最厚,心外膜次之,心内膜最薄。

（2）高倍镜观察

① 心内膜：

a. 内皮，薄而平整，为心脏腔表面的单层扁平上皮。

b. 内皮下层，为一薄层且较细密的结缔组织。染色较淡，胶原纤维和弹性纤维细而均匀，有时还可见散在分布的平滑肌纤维。

c. 心内膜下层，在内皮下层下方，由疏松结缔组织组成，内有毛细血管和浦肯野纤维（束细胞）。束细胞比一般心肌纤维粗大，细胞中央有1～2个核，肌质较多且染色较淡，肌丝较少，多分布于细胞的周边部分。细胞连接处闰盘较发达（如制片未切到浦肯野纤维，则切片上看不见）。

② 心肌层：此层最厚，要区别心肌的各种切面，在心肌纵切面上可见闰盘，心肌纤维之间有少量结缔组织和丰富的毛细血管，有些部位还有较多的脂肪细胞。

③ 心外膜：

a. 间皮，为位于最外表的一层扁平细胞。

b. 间皮以内是结缔组织，内含较多脂肪细胞、小血管和神经束。

【示教】

1. 光镜标本

（1）浦肯野纤维（Purkinje fiber）

人的心室壁切面　HE染色

观察：浦肯野纤维（束细胞）较粗大，细胞质丰富，染色较淡，肌丝少，多分布于细胞周边部分，细胞可有1～2个核，细胞间闰盘较发达。

2-8-5

（2）心瓣膜（cardiac valve）

观察：① 心瓣膜两面均有内皮、内皮下层，但心房面和心室面的内皮下层不尽相同。

② 心房面较平整，内皮下层中胶原纤维少，弹性纤维多。心室面高低不平，内皮下层中胶原纤维多，弹性纤维少。

2-8-6

③ 心瓣膜中间为致密结缔组织，其中可见类似软骨基质的蓝色结构，瓣膜根部可见一些平滑肌纤维束。

2. 电镜图像

（1）连续毛细血管（continuous capillary）

观察：可见内皮细胞连续，细胞间有紧密连接，细胞质内含吞饮小泡，基膜完整。

（2）有孔毛细血管（fenestrated capillary）

观察：可见内皮细胞不含核的部分极薄，有许多小孔，孔上有隔膜，基膜完整。

（3）血窦（sinusoid）

观察：可见内皮细胞间隙明显，内皮细胞有孔，细胞质内含有吞饮小泡，基膜不完整。

【绘图】

中等动脉、中等静脉

100×　HE染色

标注：内膜　内弹性膜　中膜　平滑肌　外弹性膜　外膜　小血管

【病例讨论】

【病史摘要】

男性,55 岁。

病史:患者有高血压 15 年,半日高强度工作后,突发心前区胸痛,呈压榨感,并伴肩后放射性疼痛,无恶心、呕吐,精神可。

检查:心律失常,左心室心肌肥大,冠状动脉硬化、狭窄,前壁心肌坏死。

诊断:心肌梗死。

【讨论】

1. 简述心室壁的微细结构。

2. 查找相关资料,描述冠状动脉粥样硬化形成的过程及急性心肌梗死的治疗方法。

【思考题】

1. 在切片上如何判断心脏的心内膜面和心外膜面?

2. 在光镜下如何判断心内膜与心外膜、心肌纤维与浦肯野纤维?

第9章　免疫系统(Immune System)

【本章概述】

免疫系统(immune system)主要由淋巴器官、淋巴组织和免疫细胞等构成。淋巴器官包括胸腺、骨髓、淋巴结、脾和扁桃体等;淋巴组织是构成淋巴结、脾和扁桃体等的主要成分,此外还广泛分布于消化管和呼吸道等非淋巴器官内;免疫细胞包括淋巴细胞、巨噬细胞、浆细胞、粒细胞和肥大细胞等,它们或聚集于淋巴组织中,或分散在血液、淋巴以及其他组织内。淋巴器官的外表面有结缔组织被膜,被膜的结缔组织深入实质内构成小梁。淋巴器官执行重要的防御功能,它的形态结构随着功能的不同会有很大的变化。

【实验目的】

1. 掌握胸腺、淋巴结和脾脏的组织结构。

2. 了解扁桃体的结构特点。

【实验内容】

1. 淋巴结(lymph node)

猫淋巴结切面　HE染色

(1) 肉眼观察

2-9-1

切片呈圆形或椭圆形,一侧凹陷处为淋巴结门部。最外面的薄层粉红色结构为被膜。被膜下周围色深的是皮质,中央色浅的是髓质。

(2) 低倍镜观察

① 外表是结缔组织被膜,并向内伸入实质形成小梁。

② 皮质周围为深紫色圆形结构,即淋巴小结,其中央染色浅区为生发中心,小结之间的少量弥散淋巴组织为结间区,淋巴小结深面的弥散淋巴组织为副皮质区。

③ 在副皮质区内可见由单层立方上皮围成的血管,即毛细血管后微静脉(高内皮静脉)。被膜与淋巴小结之间较松散的结构为皮窦。

④ 髓质由深紫色索状的髓索和其周围的髓窦构成,髓索和皮质相连。

⑤ 淋巴结门部有血管、输出淋巴管和脂肪组织。

(3) 高倍镜观察

① 被膜和小梁由致密结缔组织构成,被膜内有输入淋巴管,有时可切到瓣膜。

② 皮质:

a. 淋巴小结,是在网状组织的基础上,大量淋巴细胞汇集的,呈圆球形。其中,网状细胞的核较大,呈椭圆形,色浅。淋巴小结中央着色浅的部分是生发中心,其中的淋巴细胞较大。生发中心的深部着色深的为暗区,其上方着色较浅的为明区,由密集的小淋巴细胞形成的帽区呈新月形,覆盖于生发中心上方(各区的淋巴结细胞形态有什么不同?)。

b. 皮窦，为皮质淋巴窦。窦壁由扁平的内皮细胞衬里，窦腔中可见星形的网状细胞突相连成网，网孔中有巨噬细胞和淋巴细胞。皮窦根据所处的位置不同可分为被膜下窦和小梁周窦。

③ 髓质：

a. 髓索，为淋巴细胞和网状细胞汇集成条索状结构，并相互交织成网。

b. 髓窦，位于髓索之间，结构和皮窦相同，但窦腔较大而不规则，窦壁内皮紧贴于髓索边缘，窦内巨噬细胞和网状细胞较多。

2. 脾脏（spleen）

人脾脏切面　HE 染色

2-9-2

（1）肉眼观察

标本边缘粉红色部分为被膜，内部为脾实质。在实质中可见散在分布的深蓝色圆形或椭圆形结构，为白髓部分，其余部分主要为红髓。

（2）低倍镜观察

① 被膜表面覆盖一层内皮，被膜和小梁均由致密结缔组织组成，其中含有较多的弹性纤维和散在分布的平滑肌，从被膜伸入脾实质的小梁被切成大小不等的切面，从门部伸入的小梁内可见小梁动脉和小梁静脉，这是脾脏的特点之一。

② 实质内以淋巴细胞为主，汇集成大小不等的蓝色圆形或不规则形的团块，即白髓，其中围绕在中央动脉周围的弥散淋巴组织为动脉周围淋巴鞘，位于动脉周围淋巴鞘一侧的淋巴小结即为脾小结。

③ 除小梁和白髓外，其余均为红髓，由脾索和脾血窦组成。

④ 白髓与红髓交界处为边缘区，该区的淋巴细胞较白髓稀疏，但较红髓密集。此区的脾血窦称为边缘窦。

（3）高倍镜观察

① 小梁静脉管壁只见一层内皮，管壁其余层次与小梁难以区分。小梁动脉则可见到内皮、内弹性膜和中膜平滑肌。

② 白髓由密集的淋巴细胞组成，中央动脉可偏于脾小结一侧或位于动脉周围淋巴鞘的中央，有时可见 2～3 个中央动脉切面。

③ 红髓内脾索由富含血液的索状淋巴组织构成，并相互连结成网，除其含有淋巴细胞、浆细胞外，还有许多血细胞和巨噬细胞。

④ 脾血窦为脾索之间不规则的腔隙。窦壁可见圆形或椭圆形内皮细胞核，窦腔内有各种血细胞（脾血窦与淋巴窦在结构和内容上有何不同？）。

3. 腭扁桃体（tonsil）

人腭扁桃体切面　HE 染色

（1）肉眼观察

① 红色一边是被膜，并伸出小梁。

② 紫色一边是咽黏膜，黏膜向深部凹陷处及中部的裂缝为隐窝。

③ 紫色团块状的结构均是淋巴组织。

（2）低倍镜观察

① 咽黏膜上皮是复层扁平上皮。

② 隐窝深部的复层扁平上皮内常见有大量的淋巴细胞浸润,因此,隐窝从凹陷处到深部复层上皮结构逐渐模糊不清。

③ 固有层内的淋巴小结沿黏膜及隐窝分布,其间还有弥散淋巴组织,淋巴小结中常见生发中心,其小结帽朝向上皮。

④ 弥散淋巴组织中常可见到高内皮的毛细血管后微静脉,此外在被膜的深面常可见到骨骼肌,扁桃体周围黏膜中还可见到黏液性的小唾液腺。

4. 胸腺(thymus)

人胸腺切面　HE 染色

(1) 肉眼观察

标本表面有粉红色的被膜向胸腺实质伸入,将胸腺分成许多大小不等的紫蓝色小叶,为胸腺小叶。

2-9-3

(2) 低倍镜观察

① 表面有疏松结缔组织被膜,伸入实质为胸腺间隔,它把实质分成许多分隔不全的小叶。

② 小叶周边色深的为皮质,中央色浅的为髓质,相邻小叶髓质彼此相连,髓质中红色圆形小体为胸腺小体(怎样把胸腺小体与充满血细胞的小血管加以区别?)。

(3) 高倍镜观察

① 皮质主要由上皮性网状细胞、密集的淋巴细胞和巨噬细胞组成。淋巴细胞密集排列,而上皮性网状细胞数量较少,仅可见较大而色浅的细胞核,核仁清楚,故皮质染色深。

② 髓质内淋巴细胞较少,上皮性网状细胞明显可见,细胞核较大,呈圆形或椭圆形,染色浅,胞体形态多样,细胞质丰富,呈浅红色。

③ 髓质内胸腺小体大小不一,呈椭圆形或不规则形,染成粉红色,它由几层扁平形上皮性网状细胞作同心圆环抱而成,外层细胞核呈半月形,细胞质着色浅,小体中央的细胞常退化,结构不清晰,细胞质染成深红色,并可见到崩解的细胞核残体。

④ 实质内有丰富的毛细血管和微动、静脉。

【示教】

光镜标本

(1) 脾血窦(splenic sinusoid)

人脾脏切面　HE 染色

观察:脾血窦横切面内皮细胞呈小点状围绕一圈,细胞间隙大,有细胞核部位细胞切面较大,并突向腔内。窦腔内充满各种血细胞。

(2) 毛细血管后微静脉(postcapillary venule)

人淋巴结切面　HE 染色

观察:淋巴结的副皮质区内可见内皮细胞呈立方形的毛细血管后微静脉,着色较浅,腔内含血细胞,有时可见正在穿过管壁的淋巴细胞。

2-9-4

【绘图】

淋巴结

100×　　HE 染色

标注：被膜　皮质　髓质　皮质淋巴窦　淋巴小结　副皮质区　髓索　髓窦

【病例讨论】

【病史摘要】

女性，18 岁。

病史：患者 2 个月来左上腹部逐渐胀痛不适，纳差，2 周来逐渐出现浑身无力、恶心等症状。

检查：胃镜检查并无异常。脾脏的超声表现为脾实质内见一椭圆形不均质的高回声团，边界清楚，边缘欠光滑，内部呈无回声与强回声间隔。提示脾血管瘤。

诊断：脾血管瘤。

【讨论】

1. 简述淋巴结脾脏的微细结构特点。

2. 查找相关资料，分析脾血管瘤的发病机制及治疗、护理措施。

【思考题】

1. 如何在显微镜下区别胸腺、淋巴结和脾脏？

2. 淋巴窦与脾血窦、髓索与脾索在结构和功能上有何异同？

第10章 皮肤(Skin)

【本章概述】

被覆体表的皮肤(skin)由表皮(上皮组织)和真皮(结缔组织)构成。皮肤的附属器包括毛发、汗腺、皮脂腺及指(趾)甲等。皮肤与外界直接接触,能阻挡有害物质对人体的伤害,起重要的屏障保护作用。

【实验目的】

1. 掌握皮肤的组成,表皮和真皮的分层及组织结构。

2. 了解皮肤附属器的结构特点。

【实验内容】

1. 手指皮(skin of finger)

人手指皮 HE染色

2-10-1

(1) 肉眼观察

染色深的一边是表皮,色浅的一边是真皮和皮下组织。

(2) 低倍镜观察

① 表皮:表皮为角化的复层扁平上皮,真皮为致密结缔组织。表皮和真皮交界处高低不平。表皮红紫色的为基底层和棘层,较厚,深紫色的一层为颗粒层,最外面的淡红色的为角质层,透明层不太清楚。

② 真皮:真皮厚,与表皮交界处的红色突起为真皮乳头,即乳头层,由致密结缔组织构成,里面的胶原纤维较细,色浅,含有丰富的血管,还可见小椭圆形的触觉小体。乳头层深部为网织层,为致密结缔组织,胶原纤维较粗,其内含有较多的血管、淋巴管、大小不等的神经纤维束及汗腺。

③ 皮下组织:网状层深部有较多脂肪细胞属真皮下组织,还可见环层小体。

(3) 高倍镜观察

① 表皮:

a. 基底层,位于基膜上,由一层矮柱状或立方形的基底细胞构成,细胞质嗜碱性较强,染成红紫色,细胞核呈椭圆或圆形。

b. 棘层,在基底上方,由数层胞体较大而呈多边形的细胞构成,细胞质着色较浅。

c. 颗粒层,位于棘层上方,由3～5层扁平的梭形细胞组成,细胞质内含有很多深紫蓝色的透明角质颗粒,细胞核趋向退化,着色浅。

d. 透明层,位于颗粒层上方,细胞无细胞核,细胞间界限不清,呈红色均质带状结构。

e. 角质层,较厚,细胞边界不连续,已无细胞核,染成红色,此层中成串的腔隙即为螺旋状走行的汗腺导管切面。

② 真皮:由结缔组织构成,可分为乳头层和网织层。

a. 乳头层,为向表皮底部突出的结缔组织,呈乳头状,乳头内富有毛细血管,并可见椭圆形的触觉小体,其中的触觉细胞呈扁平形,横向排列。

b. 网织层,在乳头层下方,较厚,由致密结缔组织构成,其内含有较多的小血管、淋巴管和大小不等的神经纤维束,深层可见环层小体和汗腺。

2. 头皮(skin of head)

人头皮切面 HE 染色

2-10-2

(1) 肉眼观察

表皮较薄,染色较紫,表面可见毛干伸出;真皮染色较红,可见管状的毛囊。

(2) 低倍镜观察

① 表皮为角化的复层扁平上皮,角质层较薄,呈红色细丝状。

② 真皮厚,为致密结缔组织,可分乳头层和网织层,乳头层不太明显。

③ 真皮内可见皮脂腺、汗腺、毛根、毛囊,汗腺可贯穿真皮并伸入皮下组织(注意它们的位置关系)。

④ 皮下组织主要由疏松结缔组织和脂肪组织构成。

(3) 高倍镜观察

① 表皮的基底层、棘层和角质层明显,颗粒层较薄,但无透明层。

② 毛囊:可见许多纵、斜切面,呈圆筒形结构。

a. 上皮根鞘,在毛囊内层,由复层扁平上皮组成,并和表皮相连。

b. 结缔组织鞘,在上皮根鞘外方,由薄层结缔组织组成,着色较红。

③ 毛根:毛囊内棕黑色结构,毛根和毛囊末端一起膨大成毛球。毛球末端内有结缔组织伸入,为毛乳头。围绕毛乳头的上皮细胞为毛母基,内有黑色素细胞。

④ 皮脂腺:是实心的腺体,周围细胞小,核圆,越向中心部细胞越大,呈多边形,细胞质内脂滴越多,细胞质染色越浅,呈泡沫状,核固缩。皮脂腺开口于毛囊,在毛囊与表皮相交的钝角侧的皮脂腺下方,有一束斜行的平滑肌连接于毛囊与真皮乳头层,是立毛肌。

⑤ 汗腺:多位于真皮深处或皮下组织,是成团小管切面,由单层柱状上皮组成的为分泌部,腺上皮的基部可见棱形肌上皮细胞,导管部较细,由两层立方上皮围成,位于浅表或分泌部附近。

【病例讨论】

> **【病史摘要】**
>
> 女性,18 岁。
>
> 病史:患者由于面部皮肤出油多,2 个月以来坚持使用碱性洗面奶,1 天 3 次。1 周以来,出现皮肤干痒、面部泛红、毛孔粗大。
>
> 检查:皮肤纹理消失,面部有红血丝,皮肤角质层极薄,毛孔粗大。
>
> 诊断:皮炎。
>
> **【讨论】**
>
> 1. 皮肤的微细结构和功能是什么?
>
> 2. 简述皮肤的修复过程,并描述该病例的治疗方法有哪些。

【思考题】

1. 试述表皮的一般结构及皮肤附属器的组成。

2. 从表皮各层细胞的组织结构讨论表皮的角化过程。

第 11 章　消化管（Digestive Tract）

【本章概述】

消化管（digestive tract）的共同特点是管壁一般分为四层，从腔面向外，依次为黏膜层、黏膜下层、肌层和外膜层。观察消化管各段结构应先识别出四层结构，尤其要注意黏膜层的结构特征，因为这些特征是作为区分各段消化管的主要标志。

【实验目的】

1. 掌握胃和小肠的组织结构特点。

2. 熟悉食管、结肠和阑尾的组织结构特点。

3. 了解舌黏膜的组织结构特点。

【实验内容】

1. 食管（esophagus）

人食管横切面　HE 染色

2-11-1

（1）肉眼观察

腔面上有多个皱襞，使管腔呈不规则的裂隙状，靠腔面一层紫色的是上皮，其下方淡红色的是黏膜下层，再向外是红色的肌层，外膜不易看出。

（2）低倍镜观察

从腔面依次向外观察：

① 黏膜：

a. 上皮，为复层扁平状（有无角化现象？）。

b. 固有层，由细密的结缔组织构成，可见淋巴组织、小血管及食管腺导管。

c. 黏膜肌层，为纵行平滑肌束横切面。这是食管的结构特征之一。

② 黏膜下层：由疏松结缔组织构成，可见较大的血管和神经，可以观察到灰蓝色团块样的黏液性食管腺的腺泡和导管，导管上皮为单层立方，渐次为复层立方，最后变为开口处的复层扁平。

③ 肌层：为内环、外纵两层，注意骨骼肌与平滑肌的区别，以确定本片中的食管属于哪一段。内环、外纵肌层之间有肌间神经丛。

④ 外膜：为由疏松结缔组织构成的纤维膜。

（3）高倍镜观察

注意观察食管腺的黏液性腺泡及其导管和肌间神经丛，后者包括核大而圆、染色浅、核仁明显、细胞质嗜碱性的神经元及其周围的无髓神经纤维。

2. 胃（stomach）

人胃底切面　HE 染色

2-11-2

（1）肉眼观察

紫蓝色有高低不平皱襞的为黏膜,其深部红色的为黏膜下层、肌层和外膜。

（2）低倍镜观察

先全面观察切片,分清管壁的四层结构,然后选择一胃底腺呈纵切的部位自内向外逐层观察。

① 黏膜层：表面不平整,和黏膜下层共同形成皱襞,向腔内突起。黏膜表面下陷,形成胃小凹。

a.上皮,为单层柱状,细胞质内有较多黏原颗粒,将细胞核挤向基底部。

b.固有层：结缔组织中分布着大量的胃底腺,它们均开口于胃小凹底部。由于切面关系,胃底腺和胃小凹多不连续而被切成不同的断面。胃底腺中,大致可区分出红色的壁细胞和紫蓝色的主细胞(注意它们在胃底腺中的分布规律)。

c.黏膜肌层

② 黏膜下层：为疏松结缔组织,内含血管、淋巴管和神经等。

③ 肌层：较厚,分内斜、中环、外纵三层平滑肌。内斜和中环两层之间的边界不甚分明。肌层间有肌间神经丛。

④ 外膜：为浆膜,由薄层疏松结缔组织和其表面的间皮组成。

（3）高倍镜观察

着重观察下列结构。

① 上皮：为单层柱状上皮,细胞核圆,近基部,柱状细胞顶部的细胞质内充满黏原颗粒,HE 染色不易着色,因此呈现透亮区(上皮内有无杯状细胞?)。

② 胃底腺：由主细胞、壁细胞核颈黏液细胞等组成。主要辨认主细胞和壁细胞。

a.主细胞,体积较小,呈柱状,细胞质着紫蓝色,细胞核圆形,位于细胞基部。多分布于胃底腺的体部和底部。

b.壁细胞,体积较大,呈圆形或不规则圆形,细胞质着红色,核圆而居中,少数壁细胞有 2 个核。多分布在胃底腺的颈部和体部。

c.颈黏液细胞,体积小,呈矮柱状或烧瓶状,细胞质透亮,核扁,紧贴基部。颈黏液细胞数量少,分布在胃底腺的颈部。

③ 固有层：结缔组织中除了有大量的胃底腺外,还有散在分布的平滑肌、淋巴细胞、浆细胞和白细胞。

④ 肌间神经丛：包括神经元和无髓神经纤维。

3. 小肠(small intestine)

人空肠纵切面　HE 染色

（1）肉眼观察

纵切面可见数个较高的隆起,是小肠的环行皱襞,在皱襞表面可见许多细小的突起,即绒毛。深面红色的为黏膜下层、肌层和外膜。

2 - 11 - 3

（2）低倍镜观察

① 黏膜：小肠黏膜表面有许多指状突起的绒毛。有些绒毛被横切或斜切成圆形或椭圆形的断面,游离于肠腔内。绒毛基部的上皮向固有层内下陷,形成管状的小肠腺,这些小肠腺开口于相邻绒毛的基部。部分腺体可被横切或斜切成圆形或椭圆形的断面。固有层的结缔组织中还可见孤立淋巴小结和弥散淋巴组织(注意与小肠腺相区别)。黏膜肌层为一薄

层内环、外纵的平滑肌。

② 黏膜下层：为疏松结缔组织,内有丰富的小动、静脉和小淋巴管等。

③ 肌层：为内环、外纵的两层平滑肌。

④ 外膜：为浆膜,由薄层结缔组织和覆盖在外表面的单层扁平上皮组成。

（3）高倍镜观察

着重观察下列结构。

① 肠上皮：为单层柱状上皮,其细胞核的形态、位置与细胞质的着色均与胃上皮不同。上皮的游离面可见着色红亮、绒毛状的纹状缘。若将光线调暗些,则更清楚。柱状细胞之间散布着少量杯状细胞,其细胞质透亮,细胞呈空泡状。核位于较细的基部,呈三角形。

② 绒毛的轴心：为固有层,疏松结缔组织中细胞较多且含有丰富的毛细血管和毛细淋巴管,此外尚有少量散在分布于纵行平滑肌纤维中。

③ 小肠腺：除了柱状细胞核杯状细胞外,在小肠腺的底部有三五成群的潘氏细胞,其胞体呈锥体形,核圆形,近基部,核上方有粗大的嗜酸性颗粒。本片在制片过程中,颗粒大多溶解,仅见颗粒的轮廓,故细胞质着色浅。

④ 肌间神经丛：由神经元和无髓神经纤维组成。神经元大小不一,细胞质淡紫色,核大,染色浅,核仁清楚。单层扁平的囊细胞（卫星细胞）围绕在神经细胞周围,其细胞核染色深,呈圆形。

⑤ 黏膜下神经丛：结构同肌间神经丛。

4. 大肠（large intestine）

人结肠纵切面　HE 染色

（1）肉眼观察

大肠黏膜面可见较低而宽的皱襞。

（2）低倍镜观察

2-11-4

基本结构与小肠相同,也可分四层,但有下列不同。

① 黏膜只有皱襞,无绒毛,表面较平整,上皮中杯状细胞较多。

② 大肠腺：较小肠腺粗、长、直,整齐地排列在固有层中,其中有大量杯状细胞。

③ 固有层中的孤立淋巴小结常可伸达黏膜下层,黏膜下层中常有脂肪细胞,内有较大的血管和淋巴管。

④ 肌层：亦为内环外纵的两层平滑肌,局部外纵肌增厚呈结肠带。

⑤ 外膜：在有腹膜覆盖的部分为浆膜,其余部分为纤维膜,常含较多的脂肪细胞。

（3）高倍镜观察

着重观察下列结构。

① 上皮：注意柱状细胞游离面的纹状缘较薄,杯状细胞较多。

② 大肠腺的形态和细胞构成。

③ 黏膜下神经丛和肌间神经丛。

5. 阑尾（appendix）

人阑尾横切面　HE 染色

2-11-5

（1）肉眼观察

阑尾管腔小而不规则,腔内常有食物残渣存在,黏膜中连成环状的紫蓝色团块,即淋巴组织。周围色浅处为黏膜下层,最外面粉红色的结构为肌层。

（2）低倍镜观察

基本结构与大肠同,但肠腺不发达。固有层内淋巴组织特别丰富,淋巴小结和弥散淋巴组织连成一环,并伸入黏膜下层,黏膜肌层被冲散,使固有层与黏膜下层边界不清,肌层较薄,外膜为浆膜。阑尾腔内常有肠内容物和脱落的上皮细胞,呈紫红色。

（3）高倍镜观察

观察上皮和肠腺,并与大肠比较。

【示教】

1. 光镜标本

（1）丝状乳头（filiform papillae）

人舌丝状乳头　HE 染色

观察:丝状乳头为舌背部黏膜表面的锥形突起,形同烛焰。其表面为复层扁平上皮,上皮表层细胞染成红色,细胞核固缩或呈薄层无核的角化层,并与深层细胞有分离现象。固有层的结缔组织从乳头基部高低不一地突向上皮,形成乳头的轴心。

（2）菌状乳头（fungiform papillae）

人舌菌状乳头　HE 染色

观察:乳头基部细而窄,顶部较大,呈略扁的半圆形,形似蘑菇。其结构与丝状乳头相同,唯其轴心的结缔组织富含血管,且发出较多分支（即次级乳头）突向上皮。

（3）轮廓乳头（circumvallate papillae）

人舌轮廓乳头　HE 染色

观察:轮廓乳头大,顶部平,不突出舌面,在切面上,其两侧以深陷的轮廓沟与周围组织分界,乳头侧面的复层扁平上皮中,单行排列着椭圆形浅染的味蕾,沟底附近的黏膜中有浆液性的味腺。

（4）中央乳糜管（central lacteal）

猪十二指肠绒毛　HE 染色

观察:中央乳糜管位于绒毛中轴,由一层内皮围成,腔内有许多红色的乳糜颗粒,其周围分布有毛细血管和散在的纵行平滑肌纤维。

（5）小肠腺中的内分泌细胞（enterendocrine cell）

人小肠横切面　HE 染色

观察:内分泌细胞散布在小肠腺上皮细胞之间,细胞质中有大量深褐色的嗜银颗粒,细胞核往往被掩盖而不易看清。

2. 电镜图像

（1）主细胞（chief cell）

观察:在细胞游离面可见微绒毛、酶原颗粒,核下区细胞质内有丰富的粗面内质网,核上区可见高尔基复合体等。顶部细胞质中充满粗大的酶原颗粒。

（2）壁细胞（parietal cell）

观察:可见细胞内分泌小管中发达的微绒毛、微管泡系及丰富的线粒体,并可见高尔基复合体及粗面内质网等超微结构。

【绘图】

小肠绒毛(纵、横切面)

400×　HE 染色

标注:上皮 杯状细胞 纹状缘 固有层 中央乳糜管 毛细血管 纵行平滑肌

【病例讨论】

【病史摘要】

女性,35 岁。

病史:患者 5 年前开始间断出现上腹胀痛,进餐后明显,餐后 1～2h 缓解,无放射痛,有嗳气和反酸,常由进食不当或生气诱发,每年冬、春季节易发病。1 周前因吃冷食后再犯,腹痛较前重,但部位和规律同前,服药后无明显减轻。发病以来,无恶心、呕吐和呕血,饮食好,无便血,粪隐血实验呈弱阳性。

幽门螺旋杆菌检查:HP(＋)。

胃镜检查:有溃疡。

诊断:胃溃疡(活动期)。

【讨论】

1. 简述胃底的微细结构。

2. 查阅资料后简述胃溃疡的治疗方案有哪些。

【思考题】

1. 如何在切片上判断食管?食管各段的结构有何不同?

2. 消化管各层结构中哪一层的变异最大?如何根据此层的变异来区分胃、小肠、结肠和阑尾?

第 12 章 消化腺（Digestive Gland）

【本章概述】

消化腺（digestive gland）包括大消化腺和小消化腺。小消化腺分布于消化管壁内；大消化腺包括肝脏、胰腺和唾液腺，是实质性器官，外包以结缔组织被膜，被膜的结缔组织深入腺实质，将腺分隔成许多小叶，血管、淋巴管和神经也随同进入腺内。腺实质由腺泡和导管组成，但肝脏的结构与其他消化腺有很大不同，不形成类似胰腺和唾液腺的腺泡结构，肝细胞排列成条索状，其间有丰富的血窦。

【实验目的】

1. 掌握肝和胰的组织结构。

2. 熟悉腮腺、颌下腺和舌下腺的组织结构特点。

【实验内容】

1. 下颌下腺（submandibular）

人颌下腺切面　HE 染色

（1）低倍镜观察

从外周向中央观察以下结构。

① 被膜：为疏松结缔组织，该片仅为颌下腺的一部分，故被膜不全。被膜伸入实质，将腺泡隔成许多小叶。小叶间的结缔组织中有较大的小叶间导管和丰富的血管。

② 腺泡：小叶内有大量腺泡，其中大多数是染成红紫色的浆液性腺泡，此外尚有少量紫蓝色或透亮的黏液性腺泡和混合性腺泡。腺泡之间还有散在分布的脂肪细胞和小叶内导管，其中最醒目的是分泌管。

（2）高倍镜观察

着重观察下列结构。

① 浆液性腺泡：由浆液性腺细胞组成。细胞呈锥体形，核圆，近基部，核上区着红紫色，有许多红色的酶原颗粒，核下区深紫色。有的细胞染色浅，应与黏液性腺泡区分。

② 黏液性腺泡：由黏液性腺细胞组成。细胞呈锥体形或矮柱形，核扁，紧贴基部，核上区着灰蓝色，大部分细胞质或因制片过程中黏原颗粒溶解而透亮。

③ 混合性腺泡：由浆液性和黏液性两种腺细胞组成。浆液性腺细胞常三五成群，形成半月形贴于黏液性腺泡的一侧，称浆性半月。

④ 小叶内的导管：

a. 闰管，是由单层扁平或矮柱状上皮组成的小管，着色较浅。

b. 分泌管，管腔较大，由单层柱状上皮组成，上皮细胞的核靠近游离面，细胞质着色最红。

c. 小叶内导管，上皮着较浅的红色，导管外有少量结缔组织。

⑤ 小叶间导管：由单层高柱状上皮或假复层柱状上皮组成，导管周围有较多的结缔组织。

2. 胰腺（pancreas）

人胰腺切面　HE 染色

（1）低倍镜观察

2-12-1

从边缘向中间观察下列结构。

① 被膜：为疏松结缔组织，并伸入实质，将其分隔成大小不一的小叶，小叶间可见由单层柱状上皮组成的小叶间导管。

② 腺泡与胰岛：小叶内大部分为红紫色的腺泡，散布在腺泡之间，大小不一，着色浅的细胞团块即为胰岛。

（2）高倍镜观察

着重观察下列结构。

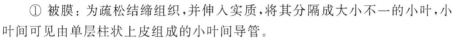

2-12-2

① 腺泡：为浆液性腺泡。细胞呈锥体形，核圆，近基部，核上区有许多红色的酶原颗粒，核下区嗜碱性（为什么？ 超微结构如何？）。腺腔中可见数量不等的椭圆形细胞核，细胞较小，其细胞质透亮，即为泡心细胞。

② 闰管：由单层扁平上皮或矮柱状上皮组成，管腔小，因其上皮细胞的细胞质着色浅，因而在纵切面上常仅见到两列扁圆形的细胞核。

③ 小叶内导管：由单层立方上皮组成，管径小，周围有少量结缔组织。

④ 小叶间导管：由单层柱状上皮组成，周围结缔组织较多。

⑤ 胰岛：由大小不一、着色浅的细胞集结成索、网、团状，细胞界限不清，在 HE 染色的切片中不能区分其内分泌细胞的类型。胰岛内有丰富的毛细血管。

3. 肝脏（liver）

人肝脏切面　HE 染色

（1）低倍镜观察

2-12-3

自边缘向中央观察下列结构。

① 被膜：为致密结缔组织，其表面有间皮覆盖。

② 门管区：为实质部分的岛状的结缔组织，其中有小叶间动、静脉和小叶间胆管。

③ 肝小叶：为由门管区分隔成的多边形结构，相邻肝小叶之间边界不清，小叶中央为中央静脉，肝细胞索与索间的肝血窦均以此为中心，呈放射状排列。

④ 小叶下静脉：为单独存在于肝小叶之间的较大的小静脉。

（2）高倍镜观察

着重观察以下结构。

① 门管区：有以下三种管道。

a. 小叶间静脉，管壁薄，管腔最大而不规则。

b. 小叶间动脉，管壁较厚，管壁主要由数层平滑肌构成，管腔较规则，管腔小。

c. 小叶间胆管，由单层立方上皮或单层柱状上皮组成，细胞质着色较浅，边界不清，核呈串珠状排列，排列整齐。

② 肝小叶：

a. 中央静脉，壁薄而不完整，与肝血窦相连通。

b. 肝细胞索，由多边形的肝细胞单行排列而成。肝细胞核圆，位于细胞中央，部分肝细胞为单核或双核，细胞质染成红色。

c. 肝血窦,为肝细胞索之间的缝隙,与中央静脉相连通。窦壁由扁平的内皮细胞组成。在窦腔内有体积较大,呈不规则星形、核圆形或椭圆形的枯否氏细胞,其细胞质染成粉红色。胞体常位于血窦腔内,以伪足附于内皮细胞表面或之间。

【示教】

1. 光镜标本

(1) 腮腺(parotid gland)

人腮腺切面　HE 染色

观察:基本结构同颌下腺,但腮腺仅由浆液性腺泡组成。

(2) 舌下腺(sublingual gland)

人舌下腺切面　HE 染色

观察:基本结构同颌下腺,但以黏液性和混合性腺泡为主,没有闰管。

2. 电镜图像

(1) 肝血窦及 Disse 间隙

(2) 胆小管

(3) 肝细胞内的滑面内质网

【绘图】

肝小叶和门管区

400×　HE 染色

标注:肝小叶　中央静脉　肝细胞索　肝血窦　门管区　小叶间动脉　小叶间静脉　小叶间胆管

【病例讨论】

【病史摘要】

男性,20 岁。

病史:患者近 2 年饮食不规律,经常暴饮暴食。上课期间左上腹和中腹剧烈疼痛,伴有恶心、呕吐。呕吐后腹痛症状不能缓解。

血常规检查:白细胞水平的升高;血清淀粉酶、脂肪酶和 C 反应蛋白升高。

胰腺 CT 检查:胰腺水肿、坏死。

诊断:急性胰腺炎。

【讨论】

1. 简述胰脏的微细结构特征。

2. 查阅相关资料,简述急性胰腺炎的病理基础及诱发原因,并阐述该患者康复后生活中应该注意的事项。

【思考题】

1. 简述肝脏的组织结构及其功能的关系。

2. 从肝细胞的结构及其与周围结构的关系来理解肝脏的重要性。

3. 怎样在切片上区分肝脏和肾上腺?

4. 如何在切片上区分胰腺和腮腺?

第13章 呼吸系统(Respiratory System)

【本章概述】

呼吸系统(respiratory system)由鼻、咽、喉、气管、支气管和肺组成。肺可分为导气部和呼吸部。从鼻腔到肺内的终末细支气管为导气部,无气体交换功能,但具有保持气道通畅和净化吸入空气的重要作用。鼻还有嗅觉功能,鼻和喉等又与发音有关。从肺内的呼吸性细支气管开始直至终端的肺泡,其管壁都有肺泡开口,具有气体交换功能,称呼吸部。

【实验目的】

1. 掌握气管和肺的组织结构。

2. 了解喉的组织结构特点。

【实验内容】

1. 气管(trachea)

人气管横切面　HE染色

(1) 肉眼观察

2-13-1

在横切面上,管壁中间一条紫蓝色的结构,为"C"字形的软骨环。这部分的管壁称为软骨部,无软骨部分即为膜壁部。

(2) 低倍镜观察

自腔面向外观察,先观察软骨部,分为三层结构。

① 黏膜层:包括上皮和薄层的固有层。

② 黏膜下层:疏松结缔组织中充满了腺泡,与固有层没有明确的边界。

③ 外膜:包括透明软骨环和其周围的结缔组织。软骨环可因切面偏斜,使上、下两个软骨环的部分软骨在一个切面上呈不连续的片状。

膜壁部的黏膜多皱褶,黏膜下层腺体丰富,外膜与黏膜下层中有较大的呈团索状的纵行和环行平滑肌的切面,黏膜下层和外膜边界不清。

(3) 高倍镜观察

重点观察下列结构。

① 上皮:为假复层纤毛柱状上皮。并注意观察厚而明显的基膜(淡红,均质,折光性较强)。

② 固有层:细密的疏松结缔组织中有许多纵向排列的弹性纤维,被横切成红色较明亮的点状,此外尚有淋巴组织、小血管、腺导管,导管的上皮为单层立方上皮或单层柱状上皮,近开口处与假复层纤毛柱状上皮相延续。固有层内还有数量较多的浆细胞。

③ 黏膜下层的腺体是混合性腺。注意区分三种不同的腺泡。

④ 外膜：复习透明软骨的结构特点。

2. 肺（lung）

猫肺切面　HE 染色

2-13-2

（1）肉眼观察

结构疏松，呈大小不一的网眼状。

（2）低倍镜观察

肺表面覆有脏层胸膜，间皮下有一条红色均质的弹性纤维层。移动切面，见许多蜂窝状的薄壁囊泡，为肺泡，并见许多管径大小不一、管壁结构不尽相同的各级支气管以及一些血管。在低倍镜下区别各类支气管，并结合高倍镜观察，找出上皮、腺体、软骨和平滑肌的变化规律。

① 导气部：

a. 肺内小支气管，管径较大，管壁较厚，仍可分为黏膜、黏膜下层和外膜三层。黏膜有许多皱褶。上皮为假复层纤毛柱状上皮，有杯状细胞。黏膜下层中亦有混合性腺体，在黏膜深面有不连续的环行平滑肌。外膜中有大小不一的软骨片。

b. 细支气管，管径较小，管壁较薄，且分层不明显，上皮为假复层纤毛柱状上皮或单层纤毛柱状上皮。杯状细胞很少或消失。黏膜下层的腺体和外膜的软骨片更少或消失。而黏膜深层的平滑肌呈完整的环状。

c. 终末细支气管，上皮内杯状细胞消失，上皮为单层纤毛柱状上皮，黏膜下层的腺体和外膜的软骨片消失，平滑肌形成完整的环行层（这样的结构特点称为"三无一多"）。

② 呼吸部：

a. 呼吸性细支气管，管壁薄，且因有肺泡或肺泡管的开口而不完整。上皮为单层柱状上皮或单层立方上皮。其外方为薄层的平滑肌和弹性纤维。

b. 肺泡管，管壁更不完整，仅由两列不连续的结节形膨大组成，结节间均为肺泡和肺泡囊的开口。上皮为单层立方上皮。其外方有薄层弹性纤维，并有少量平滑肌。

c. 肺泡，为大小不一的薄壁囊泡。肺泡囊是几个肺泡共同开口的地方。

d. 肺动、静脉，为与小支气管伴行的小动静脉。较小的肺静脉单独存在于肺泡之间。

（3）高倍镜观察

重点观察以下结构。

① 肺泡与肺泡囊：肺泡为大小不甚一致的多边形囊泡，常呈梅花形排列，肺泡上皮由扁平的Ⅰ型肺泡上皮细胞和立方的Ⅱ型肺泡上皮细胞构成。

② 肺泡隔：相邻肺泡之间的薄层组织称为肺泡隔，由少量结缔组织组成，内有非常丰富的毛细血管，肺泡上皮在光镜下不易分辨。

③ 支气管动、静脉：位于支气管外膜中，管径小，与肺动、静脉相比大小悬殊。

④ 尘细胞：位于支气管壁和肺泡隔上，亦可位于肺泡腔内和细支气管上皮的表面，呈棕褐色小点或集结成团。高倍镜下选择吞噬灰尘少的细胞观察，可以看到呈不规则形的细胞和圆形的细胞核，细胞质内有棕褐色的吞噬颗粒（尘粒）。

【示教】

光镜标本

肺泡毛细血管(alveolar capillary)

人肺　墨汁血管灌注片

观察：镜下大小不一的肺泡上布满黑色的毛细血管。

【绘图】

部分肺组织

400×　HE 染色

标注：Ⅰ型肺泡上皮细胞　Ⅱ型肺泡上皮细胞　尘细胞　肺泡隔　毛细血管

【病例讨论】

【病史摘要】

男性,40 岁。

病史:患者于冬季夜晚突发呼吸困难、喘息、发作性胸闷、咳嗽,1 日后突发气促、气喘而入院。

查体:患者肺部有呼气相延长的哮鸣音。

心脏检查:正常。

血液常规检查:嗜酸性粒细胞增高。

肺功能检查:FEV_1、$FEV_1/FVC\%$、MMER、呼出 50% 与 75% 肺活量时的 MEF 50% 与 MEF 75% 以及呼气峰值流量 PEFR 均减少。

诊断:支气管哮喘。

【讨论】

1. 简述呼吸系统管壁的微细形态的变化规律。

2. 查阅资料,解释哮喘为何会导致呼吸困难,并简述其治疗方法。

【思考题】

在显微镜下如何区别细支气管和终末细支气管？

第14章 泌尿系统(Urinary System)

【本章概述】

泌尿系统(urinary system)由肾、输尿管、膀胱和尿道组成。肾具有产生尿液的功能。肾的实质分皮质和髓质两部分。肾皮质内主要有肾小体、近曲小管、远曲小管、集合小管和球旁复合体。肾髓质内主要有细段、集合小管、近端小管直部和远端小管直部。分布在肾小体、肾小管和集合小管之间的结缔组织、血管和神经等为肾间质。输尿管、膀胱和尿道属有腔器官,其管壁结构由黏膜层、肌层和外膜组成。黏膜表面附有泌尿系统特有的变移上皮。变移上皮的细胞层数和细胞形态可随器官的变化而改变。

【实验目的】

1. 掌握肾的组织结构。

2. 熟悉膀胱和输尿管的结构特点。

【实验内容】

1. 肾脏(kidney)

人肾脏切面　HE染色

(1) 肉眼观察

肾表层深红色部分是肾皮质,深部浅红色部分是肾髓质。

(2) 低倍镜观察

从表面向深部逐步观察以下结构。

2-14-1

① 被膜:为包在肾表面的致密结缔组织薄膜。

② 皮质:包括髓放线和皮质迷路两部分。

a. 髓放线,为与髓质相延续的纵向排列的管道,髓放线与皮质迷路相间排列。

b. 皮质迷路,由肾小体与许多弯曲的上皮性小管组成。皮质迷路的中央有纵向排列的小动、静脉,即小叶间动、静脉,是肾小叶的分界标志。

③ 髓质:位于肾皮质深层,主要为肾近、远端小管直部,细段和集合管的不同切面。

④ 肾间质:在分泌小管之间的少量结缔组织为肾间质,内含血管和神经等。

(3) 高倍镜观察

① 皮质迷路:

a. 肾小体,由肾小囊和血管球组成,在完整的切面上有时可见到与血管相连的血管极和与近端小管相连的尿极。

(Ⅰ) 肾小囊,围在血管球的外周,分脏、壁两层,两层间的空白腔隙为肾小囊腔,壁层由单层扁平上皮组成。在尿极处,壁层与近端小管上皮相连续;在血管极处,壁层反折与脏层的足细胞相连续,足细胞核较大,胞体紧贴于血管球的毛细血管壁,与内皮不易区分。

(Ⅱ) 血管球,圆形或椭圆形,见许多毛细血管切面以及一些蓝色细胞核,内皮细胞、足细胞和系膜细胞不易区分。

b. 近端小管曲部,位于肾小体附近,管径粗,管腔窄而不规则。管壁上皮呈锥体形,细胞界限不清(为什么?),细胞质嗜酸性强,着色红,游离面有刷状缘,基底部可见纵纹,细胞核圆形,位于细胞基部,切面上细胞核排列疏松。

c. 远端小管曲部,位于肾小体附近,管腔大而规则。管壁薄,管壁上皮呈立方形,细胞边界较清楚,细胞质弱嗜酸性,着粉红色或红紫色,无刷状缘,基底部亦可见纵纹,核圆而居中,排列较密集,在肾小体血管极处,可见远曲小管上皮细胞呈高柱状,细胞核椭圆形,位于细胞上部,排列紧密,此即致密斑。

② 髓放线:

a. 近端小管直部,结构同曲部,但上皮较低,管径更细。

b. 远端小管直部,结构同曲部,但上皮较低,管径更细。

c. 集合小管,管径粗,管壁由单层立方或柱状上皮构成,细胞边界清楚,细胞核圆而居中,细胞质清亮。

2-14-2

③ 髓质:近皮质部分称为外带,深层部分称为内带。

a. 近端小管直部,仅见于髓质外带,结构同髓放线中的近直小管。

b. 远端小管直部,位于髓质内带和外带,结构同髓放线中的远直小管。

c. 细段,在髓质内带较多,管径细小,由单层扁平上皮组成,上皮细胞的核卵圆形,突入管腔,注意与毛细血管相区别。

2-14-3

d. 集合小管,管径粗,管壁由单层立方或柱状上皮构成,细胞边界清楚,细胞核圆而居中,细胞质清亮。

2. 膀胱(bladder)

人膀胱切面 HE 染色

(1)肉眼观察

凹凸不平面为黏膜,染色深,其外方着色浅的部分为肌层和外膜。

(2)低倍镜观察

膀胱壁由内向外分为黏膜、肌层和外膜三层。

① 黏膜:不平整,有许多皱襞。上皮为变移上皮,上皮细胞有5~6层,表皮膀胱处于中度收缩状态。固有膜为疏松结缔组织。

② 肌层:为平滑肌,较厚,但层次不清,肌束间结缔组织和血管比较丰富。

③ 外膜:为薄层疏松结缔组织。

(3)高倍镜观察

观察变移上皮和平滑肌的各种切面。

3. 输尿管(ureter)

人输尿管切面 HE 染色

(1)肉眼观察

输尿管的管径较小,管腔凹凸不平,呈星形。

(2)低倍镜观察

管壁从内向外可分为黏膜、肌层和外膜三层。

① 黏膜层:有许多纵向排列的皱襞,因而管腔不规则。上方为变移上皮,其下方为固

有膜,固有膜为细密的结缔组织。

② 肌层:由平滑肌组成,输尿管上 2/3 为内环、外纵两层;下 1/3 为内纵、中环、外纵三层(你所观察的输尿管属于哪一段?)。

(3) 高倍镜观察

观察变移上皮的形态,见"上皮组织"相关内容。

【示教】

1. 光镜标本

(1) 肾小体血管(glomerulus)

新生儿肾脏　柏林蓝血管灌注片

观察:切片中蓝色部分均为血管。血管球呈蓝色团状,较粗的入球小动脉从小叶间动脉发出,出球小动脉较细,与球后毛细血管网连通。

(2) 球旁细胞(juxtaglomerular cell)

人肾脏切面　HE 染色

观察:肾小体的入球小动脉管壁平滑肌呈上皮样排列,细胞立方形,核圆。由于肌丝少,故细胞质着色较一般平滑肌浅。

(3) 致密斑(macular densa)

人肾脏切面　HE 染色

观察:在肾小管血管极附近,远端小管贴近血管极处的局部上皮细胞呈高柱状,细胞核排列密集,即为致密斑。其下方密集的细胞团为球外系膜细胞(极垫细胞)。

2. 电镜图像

(1) 肾小体滤过膜(filtration membrane)

观察:可见血管球有孔毛细血管内皮、基膜、足细胞裂孔膜及足细胞胞体与其突起。

(2) 近曲小管上皮(the epithelial cell of the proximal convoluted tubule)

观察:可见细胞游离面有密集的微绒毛,吞饮小泡;侧面有侧突和连接复合体;基底面有发达的质膜内褶,褶间细胞质内有许多纵向排列的线粒体。

(3) 远曲小管上皮(the epithelial cell of the distal convoluted tubule)

观察:可见细胞游离面有少量微绒毛,侧面侧突少,基底面质膜内褶发达,近细胞游离面;线粒体丰富。

【绘图】

肾皮质迷路

400×　HE 染色

标注:肾小球 肾小囊 近曲小管 远曲小管 致密斑

【病例讨论】

【病史摘要】

男性,10 岁。

病史:患者因"血尿、颜面水肿 2 天多"入院。入院前 2 天因感冒后出现肉眼可见的血尿,伴颜面水肿,呈非凹陷性水肿,伴尿量减少、发热、恶心、呕吐、头晕等症状,无盗汗、寒战,无胸闷、胸痛,无呼吸困难、发绀等症状。患儿病后精神较差,睡眠欠佳,大便正常。

查体:体温 37.8℃,脉搏 100 次/min,呼吸 23 次/min,体重 28kg,血压 19.3/12.4kPa(145/93mmHg)。急性病容,神清,精神较差,步入病房,查体合作。全身皮肤黏膜无黄染、皮疹及出血点。头形正常,双侧瞳孔等大等圆,对光反射正常,唇红、咽充血,颈软,颈部淋巴结无肿大。胸廓对称,听诊双肺呼吸音清晰,未闻及明显湿啰音。心界稍大,心率 100 次/min,律齐,心音有力,心脏听诊未闻及明显杂音。腹平软,肝、脾肋下未及,双肾区叩痛,移动性移浊音(一),肠鸣音正常。四肢肌力、肌张力正常,神经系统检查无明显异常。

尿液检查:尿红细胞增多,为肾小球源性血尿,尿蛋白多为＋～＋＋＋,可见多种管型。

血常规检查:常见轻度贫血,多为血液稀释所致。白细胞计数轻度升高或正常。红细胞沉降率(ESR)多轻度增快。抗链球菌溶血素"O"升高。

诊断:急性肾小球肾炎。

【讨论】

1. 简述肾小体的微细结构。

2. 简述对该患儿的主要治疗方法。

【思考题】

显微镜下根据哪些结构特征区别近曲小管和远曲小管?

第 15 章 内分泌系统(Endocrine System)

【本章概述】

内分泌系统(endocrine system)由内分泌腺和分布于其他器官的内分泌细胞组成。本实验主要观察几种独立的内分泌腺。它们组织结构的共同特点是细胞排列成团、成索或呈滤泡状;细胞之间有丰富的毛细血管。

【实验目的】

1. 掌握脑垂体远侧部各种细胞的形态特点,熟悉中间部和神经部(后叶)的结构特点。

2. 掌握甲状腺的组织结构特点。

3. 了解甲状旁腺的组织结构特点。

4. 掌握肾上腺皮质各带的细胞形态特点及髓质嗜铬细胞形态特点。

【实验内容】

1. 甲状腺(thyroid)

人甲状腺切面　HE染色

2-15-1

(1) 低倍镜观察

甲状腺周围有薄而疏松的结缔组织被膜。实质内有许多大小不一的甲状腺滤泡,腔内充满红色均质的胶质。滤泡间有成团聚集的细胞,其中大多为边切的滤泡。

(2) 高倍镜观察

滤泡壁由单层上皮组成,上皮细胞形状有扁平的、立方形或柱状的(为什么?)。在滤泡上皮细胞之间或滤泡之间的结缔组织中有滤泡旁细胞,其胞体比滤泡上皮细胞稍大,细胞质染色浅。滤泡间结缔组织中有丰富的毛细血管。

2. 肾上腺(adrenal gland)

人肾上腺切面　HE染色

2-15-2

(1) 肉眼观察

三角形的切面上,外周是浅红色的被膜,其下方为较厚的紫红色皮质,轴心淡红色区域是髓质。

(2) 低倍镜观察

① 被膜:疏松结缔组织,内有丰富的血管。

② 皮质:较厚,包裹髓质,自浅至深依次为:

a. 球状带,最薄,细胞较小,聚集成团块状、球状,着色较深,呈红紫色。

b. 束状带,最厚,细胞体积较大,排列成条索状,染色浅。

c. 网状带,细胞聚集成细胞束,再交织成网,着色较红。

③ 髓质:位于中央,较薄,着色浅,其轴心部分可见管腔大、管壁厚薄不均的中央静脉及其属支的切面,中央静脉周围可见大小不等的浅紫色嗜铬细胞。

（3）高倍镜观察

着重观察下列内容：

① 球状带：细胞较小，呈矮柱状或多边形，核圆，细胞质着浅红紫色，细胞团之间有窦状毛细血管。

② 束状带：细胞较大，呈多边形，核大而色浅，细胞质中有大量空泡，因而着色浅，呈泡沫状（为什么？）。细胞索之间有少量结缔组织和大量血窦。

③ 网状带：细胞小，核圆而着色深。细胞质着较深红色，含有少量脂滴和较多脂褐素颗粒。网状带与其深面的髓质交界处参差不齐。

④ 髓质：嗜铬细胞呈多边形，着色浅，核圆或不规则，切片中常因细胞崩解，使之边界不清。细胞排列成索，交织成网。网孔间为丰富的窦样毛细血管。髓质中常见到一些小静脉切面，其管壁的纵行平滑肌束厚薄不均，其中最大的一条即是中央静脉，其余的是它的属支。嗜铬细胞之间偶见单个存在的交感神经节细胞，细胞体积大，细胞质着深红紫色，核大，染色质稀疏，核仁明显。

3. 脑垂体（hypophysis，pituitary gland）

人脑垂体切面　HE 染色

（1）肉眼观察

切面中大部分红紫色的是远侧部，小部分浅红色的部分是神经部。

（2）低倍镜观察

注意辨别远侧部、中间部及神经垂体。

① 被膜：致密结缔组织。

② 远侧部：细胞成团排列，其间有丰富的窦样毛细血管。

③ 神经部：较小，染色浅，细胞少。

④ 中间部：位于远侧部和神经部之间，有大小不等的滤泡状结构。

2 - 15 - 3

（3）高倍镜观察

重点观察下列内容。

① 远侧部：

a. 嗜酸性细胞，数量较多，多分布在中间部分。胞体较小，圆形或卵圆形，边界清楚，核圆，细胞质着红色。

2 - 15 - 4

b. 嗜碱性细胞，数量较少，多分布在边缘部分。胞体大，圆形或卵圆形，边界清楚，细胞质着紫色。

c. 嫌色细胞，数量较多，细胞小，细胞质着色浅，边界不清，常常只见成堆聚集的圆形的细胞核。

② 中间部：细胞立方形或多边形，细胞质着紫色。细胞可围成大小不一的滤泡，或聚集成团。滤泡腔内常有淡红色的胶质。

③ 神经部：着色浅，可见呈细网状结构的无髓神经纤维和神经胶质细胞核，其中含有棕色色素的为垂体细胞，此外尚有大小不一、呈淡红紫色均质状的小体，称为赫令氏体。

【示教】

1. 光镜标本

（1）甲状腺滤泡旁细胞（parafollicular cell）

狗甲状腺切面　AgNO₃ 染色

观察：滤泡旁细胞比滤泡细胞大，细胞质着色浅，常分布在滤泡上皮细胞之间的基部和滤泡之间，其游离面不到达滤泡腔，细胞质内充满棕褐色的嗜银颗粒。

（2）甲状旁腺(parathyroid gland)

儿童甲状腺和甲状旁腺切面　HE 染色

2-15-5

观察：甲状旁腺位于甲状腺内，其周围有极薄的结缔组织被膜与甲状腺滤泡分隔开。其实质部分为密集的细胞团、索，主要为主细胞，细胞之间边界不清，细胞团、索之间有毛细血管。主细胞间散在分布少量大且呈红色的嗜酸性细胞。

2. 电镜图像

（1）甲状腺滤泡上皮及滤泡旁细胞

（2）肾上腺髓质嗜铬细胞

（3）脑垂体前叶细胞

（4）神经垂体

【绘图】

肾上腺皮质

100×　HE 染色

标注：被膜　皮质　球状带　束状带　网状带　毛细血管

【病例讨论】

【病史摘要】

女性，61 岁。

病史：患者半年前无明显诱因出现头晕，同时发现手指、足趾逐渐粗壮，无恶心、呕吐，无发冷发热、肢体抽搐、视力障碍等。1 个月来出现左眼视物模糊，症状逐渐加重，血糖升高。3 天前在当地医院就诊，查头颅 CT 示鞍部占位，提示垂体瘤。

查体：状况尚可，神清，双侧瞳孔等大等圆，光反应灵敏，左眼视力差，心、肺、腹检查无殊，手指、足趾粗大。

头部 CT 检查：鞍区占位，垂体瘤。

头颅 MRI 检查：鞍区团块状，T1 信号异常。

血常规检查：生长激素增高。

诊断：生长激素垂体瘤。

【讨论】

1. 简述垂体的微细结构。

2. 垂体远侧部的细胞类型、形态特点及功能是什么？

3. 查阅相关资料，简述生长激素垂体瘤的临床表现和治疗方案。

【思考题】

甲状腺、甲状旁腺、肾上腺和脑垂体有何共同特点？如何鉴别？

第 16 章　男性生殖系统
(Male Reproductive System)

【本章概述】

男性生殖系统(male reproductive system)由睾丸、生殖管道、附属腺及外生殖器组成。睾丸是产生精子和分泌雄激素的器官。附睾、输精管和尿道组成生殖管道,具有促进精子成熟、营养贮存和运输精子的作用。附属腺包括前列腺、精囊和尿道球腺。附属腺和生殖管道的分泌物以及精子共同组成精液。

【实验目的】

1. 掌握睾丸的组织结构,重点识别各级生精细胞、支持细胞和睾丸间质细胞。

2. 了解附睾、前列腺和输精管的组织结构特点。

【实验内容】

1. 睾丸与附睾(testis and epididymis)

人睾丸与附睾切面　HE染色

(1) 肉眼观察

包绕在表面的薄层红色结构为鞘膜脏层与白膜,其深面呈红紫色的即为睾丸实质。在切片的一侧,白膜外的一块红紫色结构即为附睾。

(2) 低倍镜观察

① 鞘膜脏层与白膜:为睾丸表面的浆膜与其下方的致密结缔组织白膜。白膜在睾丸后缘增厚为睾丸纵隔,内有不规则的腔隙即睾丸网。

2-16-1

② 生精小管(曲精小管):睾丸内侧的许多上皮性管道即生精小管的切面,呈圆形或卵圆形。管壁较厚,由生精上皮、基膜以及肌样细胞索构成。

③ 直精小管:在接近睾丸纵隔处管径很小者为直精小管,管壁由单层立方或柱状上皮构成。

④ 睾丸间质:为生精小管之间的疏松结缔组织,内含有胞体较大、常成群分布的间质细胞。

(3) 高倍镜观察

生精小管有各种切面,选择一个结构清楚的横切面观察。管壁的基膜明显,其外方紧贴基膜的一层细胞为类肌细胞。细胞呈纤细的梭形。由基膜向腔面,可见各级生精细胞和支持细胞。注意它们的形态和排列层次。

2-16-2　　2-16-3

① 生精细胞:从上皮基部至腔面,生精细胞按发育过程依次排列。

a. 精原细胞，即紧贴基膜内侧的一层细胞，细胞中等大小，呈纺锤形或椭圆形，核圆，染色质细密，常见较明显的核仁。

b. 初级精母细胞，在精原细胞近腔侧，有 2～3 层细胞，胞体最大，圆形，核大而圆，染色质呈丝状，可见到成熟分裂象。

c. 次级精母细胞，在初级精母细胞近腔侧，形态与前者类似，但胞体较小，细胞质染色深。在切片上较难找到（为什么？）。

d. 精子细胞，近腔面，数量多，常成群分布，细胞小，呈圆形或椭圆形，核小而深染，细胞质嗜酸性，着色较深。

e. 精子：最近腔面，头部小，呈梨形，细胞核染色深，由于尾部常被切断，故不易看到。

② 支持细胞：散布于各级生精细胞间，胞体高度即为管壁上皮厚度，核呈三角形，染色质较稀疏，核仁较明显，细胞质着色浅，该细胞轮廓不清楚（为什么？）。

a. 间质细胞，成群分布在间质中，细胞较大，圆形或多边形，细胞质着色较红，核圆，偏位。

b. 睾丸网，在睾丸纵隔内，为衬以单层扁平或立方上皮的裂隙状管道。

c. 附睾管，管腔平整规则，由假复层纤毛柱状上皮组成。柱状细胞的游离面有一排长而整齐的静纤毛。基底细胞锥体形，其核圆，位于柱状细胞核的下方。上皮基膜的外面有一层环行平滑肌包绕。附睾管腔常有许多精子。

d. 输出小管，管腔呈波纹状凹凸不平，上皮由柱状纤毛细胞和立方形无纤毛细胞相间排列而成。上皮基膜外亦有环行平滑肌包绕。

在附睾管与输出小管之间常可见到管腔大而规则、上皮薄的过渡性小管的切面。

2. 前列腺（prostate gland）

人前列腺切面　HE染色

（1）低倍镜观察

前列腺外覆结缔组织被膜，伸入实质组成支架，其中有较多散在分布的平滑肌纤维。实质中有许多大小不一的腺泡，腺腔多褶皱，形态不规则，腔内有淡红色的分泌物，或凝聚成红的圆形或椭圆形的前列腺小体。

2-16-4

（2）高倍镜观察

着重观察下列结构。

① 被膜：伸入实质形成支架，内含较多平滑肌。

② 腺泡：滤泡上皮极不规则，由单层扁平、单层立方、单层柱状或假复层柱状上皮围成，常有皱襞突入腔内，故腺腔面很不规则。腔内有圆形或椭圆形的嗜酸性板层小体（即前列腺小体），也可钙化为前列腺结石。

③ 导管：由单层柱状上皮围成，与腺泡不易区别。

④ 间质：可见大量平滑肌纤维，注意与结缔组织相区别。

3. 精索（ductus deferens）

人精索横切面　HE染色

（1）肉眼观察

切面中红色圆形结构为输精管。

2-16-5

（2）低倍镜观察

输精管壁很厚，由内向外依次为黏膜、肌层和外膜。黏膜有皱褶；肌层最厚，由内纵、中环、外纵三层平滑肌组成；外膜为薄层疏松结缔组织。输精管周围的结缔组织中有很丰富的血管，即为输精管动脉和蔓状静脉。此外，尚可见到提睾肌和神经纤维的切面。

（3）高倍镜观察

输精管上皮为假复层纤毛柱状上皮，管腔内有许多精子。

【示教】

1. 光镜标本

输精管（ductus deferens）

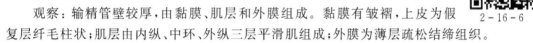

2-16-6

观察：输精管壁较厚，由黏膜、肌层和外膜组成。黏膜有皱褶，上皮为假复层纤毛柱状；肌层由内纵、中环、外纵三层平滑肌组成；外膜为薄层疏松结缔组织。

2. 电镜图像

（1）支持细胞（supporting cell，sertoli cell）

观察：可见相邻支持细胞之间紧密连接，细胞质内滑面内质网、溶酶体、微丝与微管都较多，线粒体多而细长，高尔基复合体明显。

（2）睾丸间质细胞

【绘图】

生精小管

400×　HE 染色

标注：精原细胞　初级精母细胞　次级精母细胞　精子细胞　精子　支持细胞　间质细胞

【病例讨论】

【科学前沿知识】

研究发现，新冠病毒会导致睾丸损伤和萎缩，而新冠疫苗接种可以预防这种并发症的出现。

实验过程：采用仓鼠进行实验。实验分为三组：以流感病毒 H1N1 感染组、新冠病毒感染组、已接受新冠疫苗接种后的新冠病毒感染组。通过鼻内感染，流感病毒 H1N1 感染组、新冠病毒感染组实验动物出现自限性肺炎。但感染新冠病毒的仓鼠精子数量和睾酮在第 4～7 天急剧下降，且睾丸体积和重量减小；睾丸中出现急性炎症、出血、曲细精管坏死和精子发生中断。有趣的是，在感染新冠病毒前接种灭活病毒疫苗，显示并未出现睾丸组织病理学损伤。

【讨论】

1. 简述睾丸的微细结构以及功能。

2. 查找相关文献，简述新冠病毒会导致睾丸损伤和萎缩的潜在机制。

【思考题】

显微镜下如何鉴别生精小管中的各级生精细胞？

第17章　女性生殖系统
（Female Reproductive System）

【本章概述】

女性生殖系统(female reproductive system)包括卵巢、输卵管、子宫、阴道、外生殖器和乳腺。卵巢产生卵细胞,同时又分泌雌激素和孕激素。输卵管输送生殖细胞,是受精部位。子宫是产生月经和孕育胎儿的地方。乳腺则产生乳汁,哺育胎儿。青春期以后,在垂体激素的作用下,生殖器官迅速发育成熟,并在形态结构和功能上出现周期性变化。

【实验目的】

1. 掌握卵巢的一般结构及卵泡发育过程中的形态结构变化。

2. 掌握子宫内膜的结构与子宫内膜周期性变化的特征。

3. 了解输卵管和乳腺的结构特点。

【实验内容】

2 - 17 - 1

1. 卵巢(ovary)

猫卵巢切面　HE 染色

（1）肉眼观察

表面光滑,周边部位为皮质,可见许多大小不等的圆形空泡,即卵泡;中央结构疏松部分为髓质。

（2）低倍镜观察

卵巢表面覆有单层扁平或立方上皮。上皮下由致密结缔组织构成白膜。实质部分,其外周是较厚的皮质,其中有许多大小不一的卵泡,皮质的中央是狭小的髓质,由疏松结缔组织组成,其中有丰富的血管和淋巴管。

（3）高倍镜观察

着重观察下列内容。

① 表面上皮:单层立方上皮。

② 原始卵泡:数量最多,体积最小,分布在皮质的浅层,其中央是一个较大的圆形初级卵母细胞,核圆,染色质稀疏,核仁较明显。初级卵母细胞的周围紧贴着一层扁平的卵泡细胞。

③ 初级卵泡:卵泡开始生长,中央的初级卵母细胞逐渐增大,卵泡细胞变成单层立方或单层柱状,或分裂成数层。初级卵母细胞与卵泡之间出现了淡红色均质的透明带。卵泡表面的基膜明显。

④ 次级卵泡:又称囊状卵泡,卵泡继续增大,卵泡细胞层次亦随着增多,并出现了许多小的腔隙,而后由这些小腔隙融合成一个大的卵泡腔。腔内有红色的卵泡液,卵泡细胞形成数层,整齐地贴在卵泡腔的内面,称为颗粒层。局部呈丘状向腔内隆起称为卵丘。初级卵母

细胞就位于卵丘内,紧贴透明带的卵泡细胞为柱状,呈放射状排列,称为放射冠。卵泡膜的内层细胞变成多边形,核卵圆形,为内膜细胞,细胞间有丰富的毛细血管;外层结缔组织较多。

⑤ 成熟卵泡:结构同较大的囊状卵泡,体积更大,常突出于卵巢表面,本切片中不易见到。

⑥ 闭锁卵泡:是多级卵泡的退行性变化,表现为:

a. 卵泡壁塌陷,初级卵母细胞结构不清,细胞核固缩或崩解消失。

b. 透明带肿胀、断裂、皱缩成不规则的红色团块。

c. 卵泡细胞退化。

d. 次级卵泡退化时,其卵泡膜细胞可肥大,形成间质腺。

⑦ 黄体:为多边形细胞成团排列的结构。位于皮质的深层,须在低倍镜下才能看清其全貌。内部多为粒黄体细胞,细胞较大,呈多角形,着色较浅,细胞核圆形,染色较深。膜黄体细胞体积较小,着色较深,多位于周边。两种黄体细胞的细胞质内都含有黄色类脂颗粒,因制片时类脂颗粒被溶解而呈空泡状。黄体中毛细血管较丰富。

⑧ 间质腺:由多边形的细胞构成或集结成团,或成群聚集成类似黄体的结构,为上述次级卵泡闭锁后卵泡膜内层细胞肥大而成。

⑨ 卵巢基质:为结缔组织,有大量梭形细胞。切片中卵巢一侧的边缘部分有成束的平滑肌纤维和丰富的血管,即为卵巢的门部,其与髓质相连通。

2. 输卵管(oviduct)

人输卵管壶腹部及伞部横切面　HE染色

2-17-2

(1)肉眼观察

切片中一团圆形结构为壶腹部,一条不规则的结构为伞部。

(2)低倍镜观察

管壁分三层。

① 黏膜:有丰富的高而有复杂分支的皱襞突入管腔,使腔面呈不规则的裂隙状。

② 肌层:内环、外纵两层平滑肌。

③ 外膜:浆膜,较厚,有丰富的血管。因外纵肌排列松散,故与外膜边界不清。

(3)高倍镜观察

黏膜上皮为较高的单层柱状上皮,由两种细胞组成。其中,纤毛细胞胞体较宽,细胞质着色浅,核圆形,其游离面有纤毛。分泌细胞较细长,细胞质着色深,核长圆形,细胞游离面无纤毛。

3. 子宫壁(uterine wall)

人子宫切面　HE染色

2-17-3

(1)肉眼观察

切片的紫色端为较薄的子宫内膜,红色较厚部分为肌层。

(2)低倍镜观察

子宫壁由内向外可分为三层。

① 内膜:由上皮和固有层构成,固有层内有子宫腺和血管。

② 肌层:很厚,由平滑肌束交错排列,故层次不甚分明,其中有许多小动、静脉的部位,

称为血管肌层。

③外膜：为间皮和结缔组织构成的浆膜。

（3）高倍镜观察

重点观察子宫内膜。

①上皮：为单层柱状上皮，少数细胞有纤毛。

②固有层：可分为两层。

a. 功能层，为内膜的浅层，较厚。由结缔组织组成，内含大量基质细胞。子宫腺上皮为单层柱状，腺细胞着色深，腺腔窄，呈管状。可见三五成群的小动脉横切面，即为螺旋动脉，可伸达内膜的中层。

b. 基底层，为内膜深层，较薄。基质细胞密集，无螺旋动脉，其中的子宫腺无周期性变化。

4. **子宫颈**（cervix）

人子宫颈纵切面　HE染色

2-17-4

（1）低倍镜观察

本片是子宫颈管一侧的切面，须从上皮开始，依次向深面逐层观察。

①上皮：子宫颈管的上皮是单层柱状上皮，在子宫颈外口处，变为复层扁平上皮，两种上皮的交界处常有许多淋巴细胞浸润，此处是宫颈癌的好发部位。子宫颈管面的内膜不平整，上皮向固有膜深陷，形成高大分支的皱襞。

②固有膜：由结缔组织构成，与深面的肌层边界不清。子宫颈管的固有膜中有许多皱襞。

③肌层：由较分散的平滑肌束和结缔组织共同组成。

④外膜：为结缔组织构成的纤维膜。本片为子宫颈下端，肌层外侧为子宫颈阴道部的内膜层，表面覆以复层扁平上皮。

（2）高倍镜观察

着重观察下列内容。

①上皮：子宫颈阴道部的复层扁平上皮细胞富含糖原，在HE切片中，因糖原溶解，故细胞质透亮。子宫颈管面上皮为高柱状黏液上皮。

②固有膜：结缔组织较致密，有许多红色、明亮的弹性纤维。

③子宫颈皱襞：上皮为单层柱状黏液上皮，腔大而多皱褶，腔内常充满淡红色的黏液。

5. **乳腺（哺乳期）**（mammary gland during lactation）

人哺乳期乳腺　HE染色

2-17-5

（1）肉眼观察

切片标本呈浅紫红色，可见许多小块状腺组织为腺小叶。小叶间浅红色部分为结缔组织。

（2）低倍镜观察

可见圆形或卵圆形的腺泡群，即腺小叶。小叶间有疏松结缔组织，内含有血管、神经和小叶间导管。结缔组织较多的小叶间有更大的叶间导管。

（3）高倍镜观察

着重观察以下结构。

① 腺泡：大小不一，均呈扩张状态。腺泡壁的上皮细胞呈扁平形、立方形或高柱状（为什么？），腺泡内可含有乳汁，着浅红色。

② 小叶间导管与叶间导管：管腔大，由复层柱状上皮组成，周围有较多结缔组织。

【示教】

1. 光镜标本

(1) 黄体和白体(corpus luteum and corpus albicans)

人卵巢部分切面　HE 染色

2-17-6

观察：

①视野中大而色浅且呈多边形的细胞为颗粒黄体细胞，小而色深的为膜黄体细胞。

②成团淡粉红色的胶原纤维形成的瘢痕组织即为白体。

(2) 静止期乳腺(mammary gland during resting state)

人静止期乳腺切面　HE 染色

2-17-7

观察：切面中有大量的结缔组织，富含脂肪组织，小叶中仅见少量小导管，管壁由单层立方上皮组成。几乎没有腺泡。小叶间可见较大的小叶间导管。

2. 电镜图像

子宫颈上皮细胞(epithelium of the cervix)

观察：细胞核被挤至基底部，核上区有发育良好的高尔基复合体、扩张的粗面内质网和大量分泌颗粒，可见糖原和脂滴。

【绘图】

生长卵泡

400×　HE 染色

标注：卵细胞 透明带 放射冠 卵泡腔 颗粒层 卵泡膜

【病例讨论】

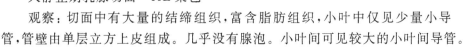

【病史摘要】

女性，23 岁。

病史：患者以往月经周期规律，因 3 个月前父母意外车祸去世，对其打击很大，自感精神不振，睡眠较差，3 个月来出现闭经现象。

检查：B 超检查显示妇科无异常。脑部核磁共振检查显示无异常。激素水平检查显示雄激素偏高，雌激素、黄体生成素偏低。

诊断：激素水平紊乱。

【讨论】

1. 简述子宫壁的微细特征。

2. 垂体中与月经生理周期密切相关的细胞类型是什么？它们是如何调节的？

3. 假如你是医生，你会给出怎样的治疗方案？

【思考题】

1. 各级卵泡的结构特点是什么？如何区别它们？

2. 显微镜下如何区分输尿管、输精管和输卵管？

第18章 感觉器官(Sense Organ)

【本章概述】

眼(eye)由眼球及其附属器官组成。眼球包括眼球壁和眼球内容物。眼球壁分三层,由外向内为纤维膜、血管膜和视网膜。眼球内容物有晶状体、玻璃体和房水。眼附属器官包括眼睑、泪器及眼外肌等。

【实验目的】

1. 掌握视网膜的组织结构。

2. 了解纤维膜、血管膜和眼球内容物的组织结构。

3. 了解内耳的组织结构。

【实验内容】

1. 角膜(cornea)

人眼球角膜切面　HE染色

(1) 低倍镜观察

分清角膜五层结构,由内向外为以下结构。

2-18-1

① 角膜上皮:较厚,由4～5层细胞组成的复层扁平上皮,基底膜平整,无黑色素细胞。

② 前界层:为上皮下淡红色均质的一层。

③ 角膜固有层:胶原纤维规则排列成层,其间有成纤维细胞。固有层的结缔组织中没有血管。

④ 后界层:亦为淡粉红色均质的一层,但比前界层薄。

⑤ 角膜的内皮:由一层矮柱状(砖块状)细胞组成。

(2) 高倍镜观察

着重观察角膜固有层的结构,并区分角膜上皮和内皮。

2. 眼球后壁(the back wall of the eyeball)

人眼球后壁切面　HE染色

(1) 低倍镜观察

全面观察切片,区分出外层红色致密结缔组织的巩膜、中间血管和色素丰富的脉络膜,以及内面有四层细胞的视网膜。

(2) 高倍镜观察

着重观察以下结构。

① 巩膜:由大量不同方向的红染胶原纤维束紧密排列而成。成纤维细胞核呈梭形或扁圆形。

② 脉络膜:有丰富的血管和成堆分布的黑色素细胞,在靠近视网膜处有许多管腔大小相近的毛细血管整齐排列成行。

③ 视网膜:由外向内可分四层。

a. 色素上皮层,位于视网膜的最外层,为单层矮柱状上皮,细胞质内充满黑色素颗粒。

b. 视细胞层,位于色素上皮内侧,细胞多,细胞核呈圆形,深蓝色,密集排列。视细胞的突起染成粉红色,树突伸向色素上皮层,轴突伸向双极细胞层。视细胞分为视锥细胞和视杆细胞两种,镜下不易区分。

c. 双极细胞层,位于视细胞的内侧,可见几层深染的细胞核。

d. 节细胞层,位于双极细胞层的内侧,细胞数量较少,胞体较大,核大而圆,染色浅,为多极神经元。

3. 螺旋器(spiral organ)

豚鼠内耳切面　HE染色

(1) 肉眼观察

2-18-2

在切片标本上找到耳蜗,可见中央的蜗轴(染成红色)和蜗轴两侧骨管的圆形横切面。其中含有膜蜗管。

(2) 低倍镜观察

① 蜗轴:由松质骨组成,内含蜗神经和螺旋神经节,节内有密集的神经元胞体,染色较深。

② 骨蜗管的断面可分为三部分:上部为前庭阶;下部为鼓室阶;中部为膜蜗管。膜蜗管的切面呈三角形,其上壁为前庭膜,外侧壁为螺旋韧带与其表面的血管纹,下壁为骨性螺旋板的外侧部和基底部,螺旋器就位于基底膜上。

(2) 高倍镜观察

着重观察螺旋器及膜蜗管壁的结构。

① 螺旋器:由膜蜗管下壁细胞特化而成,在内侧可见染成深红色的内、外柱细胞。由它们围成的三角形小腔即为内隧道。其内侧为一个由内指细胞所托的内毛细胞。其外侧有由三个外指细胞所托的外毛细胞。毛细胞核在指细胞核的上方,毛细胞的游离面上有纤细的听毛。膜蜗管的内角有骨性螺旋板骨膜增厚的突出部分,称为前庭唇,即螺旋缘。它伸出一条淡红色的均质盖膜,覆盖于毛细胞上。切面上,盖膜呈一条淡红色的线状结构。

② 血管纹:为覆盖于螺旋韧带内面的复层柱状上皮,细胞之间有丰富的毛细血管。

【示教】

1. 光镜标本

(1) 睫状体(ciliary body)

人眼球切面　HE染色

2-18-3

观察:切面上,睫状体呈三角形,其表面不规则地突起,即为睫状窦。上皮为复层立方,其内层(即游离面)为无色素的细胞,外层为棕褐色的色素细胞。上皮下为血管层,疏松结缔组织中有丰富的血管。最外方为睫状肌,自外向内为纵行、放射状和环行排列的平滑肌纤维。

(2) 视神经乳头(optic papilla)

人眼球后壁切面　HE染色

2-18-4

观察:视神经乳头处没有视网膜的四层结构,仅见大量的神经纤维穿过其外方的巩膜,集合成一条很粗的视神经在此处穿出眼球壁。

（3）壶腹嵴(crista ampullaris)

豚鼠内耳切面　HE 染色

观察：壶腹嵴的外形似隆起的山丘，上皮为高柱状，其中的毛细胞与支持细胞不易分辨。上皮顶部覆盖着高耸似峰的胶质帽（常有脱落现象）。

2. 电镜图像

视网膜视杆、视锥细胞

【绘图】

视网膜

400×　HE 染色

标注：色素上皮层 视细胞层 双极细胞层 节细胞层

【病例讨论】

> 【病史摘要】
>
> 女性，55 岁。
>
> 病史：患者长期于夜间在关灯的情况下看手机，患糖尿病等慢性疾病 10 余年。2 个月来视物昏花。3 天前早上起来时，发现视野中有黑色异物不停闪动，且位置不固定，遂来就诊。
>
> 检查：玻璃体浑浊、玻璃体液化。
>
> 诊断：飞蚊症。
>
> 【讨论】
>
> 1. 眼球后壁的微细结构是什么？
>
> 2. 物体如何在眼中呈像，经过哪些微细结构？飞蚊症的治疗方法有哪些？

【思考题】

1. 结合角膜的结构说明影响角膜透明的因素。

2. 光波在眼内的传导途径如何？

3. 房水是在哪里生成的？其循环途径如何？

4. 声波的传导途径如何？

第三部分　胚胎学实习

胚胎学是研究个体发生、生长和发育的学科。现多采用解剖学和组织学技术方法来研究胚胎发育的形态演变及其规律。在胚胎学的学习过程中,要在理解的基础上建立起人体胚胎各系统发生和附属结构形成过程中时间、空间、结构三者的动态变化及局部与整体变化的观念。

由于人体胚胎材料细小且不易获取,胚胎学实习多以模型观察为主,辅以实物标本、图片、幻灯片、录像等,以帮助同学理解各个不同发育阶段中胚胎的主要结构及演变过程,熟悉常见先天性畸形的形成原因及形态特点。

第1章　胚胎学总论(General Embryology)

【实验目的】

1. 掌握卵裂、胚泡的形成和结构。
2. 掌握内细胞群的演变和胚盘的形成。
3. 掌握三胚层胚盘及相关结构的形成。
4. 掌握三胚层分化形成各器官的原基。
5. 了解胎膜的形成过程及功能。
6. 掌握胎盘的结构及功能。

【观察模型和图示】

1. 受精、卵裂、胚泡形成与植入(第1周)

(1) 受精卵(zygote)

包括受精卵与其表面3个极体。

(2) 卵裂(cleavage)

受精后约30h,受精卵分裂为2个卵裂球(1个较大,1个较小),大的卵裂球又很快分成2个等大的卵裂球,而此时小卵裂球尚未分裂,此时呈3个细胞形态。受精后3天,已形成12～16个卵裂球的实心胚,貌似桑椹,又称桑椹胚(morula),见图3-1-1中1图。

(3) 胚泡(blastocyst)

受精后4天,桑椹胚已发育成胚泡。胚泡由三部分构成,即滋养层(trophoblast)、内细胞群(inner cell mass)和胚泡腔(blastocoele),见图3-1中2、3图。

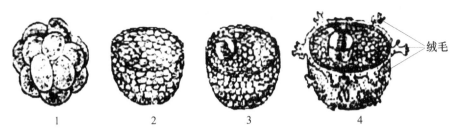

图 3-1-1　桑椹胚至第 2 周末模型
1-桑椹胚;2、3-胚泡;4-植入后的胚泡

（4）植入(implantation)

受精后 6～7 天,胚泡的内细胞群侧滋养层先与子宫内膜接触,并将其溶解,逐渐埋于子宫内膜,滋养层细胞在植入过程中增殖分化为浅层的合体滋养层(syncytiotrophoblast)和深层的细胞滋养层(cytotrophoblast)。胚泡植入后的子宫内膜称为蜕膜(decidua),根据蜕膜与胚体植入的位置关系将蜕膜分为基蜕膜(decidua basalis)、包蜕膜(decidua capsularis)和壁蜕膜(decidua parietalis)三部分。

2.胚层形成与胚盘(第 2～3 周)

（1）二胚层胚盘形成(第 2 周)

① 内胚层(endoderm)和外胚层(ectoderm)：内细胞群近胚泡腔面成为立方形细胞,即为内胚层;邻近绒毛膜的一层柱状细胞,即为外胚层;内、外胚层相贴,形成胚盘。

② 羊膜腔(amniotic cavity)：为外胚层与绒毛膜之间出现的一个腔隙。

③ 卵黄囊(yolk sac)：受精后 12 天,内胚层细胞沿周缘向腹下延伸,包卷成一个囊腔,即为卵黄囊。

此时,二胚层胎盘的外胚层即为羊膜腔的底,内胚层即为卵黄囊的顶。

④ 胚外中胚层(extra-embryonic mesoderm)：受精后 10 天,胚泡腔内出现一些散在分布的细胞,即为胚外中胚层,随后其内出现的腔为胚外体腔(extra-embryonic cavity)

⑤ 绒毛膜(chorion)：受精后 11 天,细胞滋养层增生,一部分细胞加入合体滋养层,向表面伸出指状突起,即为绒毛。此时,滋养层称为绒毛膜。

（2）三胚层胚盘形成(第 3 周)

① 胚盘背面观：受精后 16 天,胚盘尾侧中轴线上外胚层的细胞增殖,下陷形成原条(primitive steak)。其中央下凹成一条纵沟,为原沟;原条头端膨大,形成原结,其细胞下陷形成原凹。

② 胚盘腹面观：胚盘腹面为内胚层,周边连于卵黄囊。

③ 胚盘横切面观：在内、外胚层间夹有胚内中胚层(mesoderm)。

④ 在胚盘头侧内、外胚层之间有一紧密相贴的部位,即口咽膜(buccopharyngeal membrane),在胚盘的尾侧亦有一内、外胚层紧密相贴的部位,称泄殖腔膜(cloacal membrane),原结前方内、外胚层间有脊索(notochord)。

3.三胚层形成与胚层分论(第 4～8 周)

（1）胚体形成

受精后 3～4 周,已形成神经管(neural tube)、脊索和体节(somite)。胚盘中轴生长快于两端,头尾生长又快于两侧,结果令胚体向背侧隆起,胚盘边缘向腹侧包卷,形成头褶(head fold)、尾褶(tail fold)和侧褶(lateral fold),扁平的胚层就变成圆柱状的胚体。口咽膜、生心区和泄殖腔膜均转到腹侧。第8周末,胚体外表可见眼,耳,鼻和上、下肢芽,已初具人形。

（2）胚层分化

① 外胚层分化:脊索背面的外胚层增厚形成神经板(neural plate),神经板两侧缘向背部隆起形成神经褶,其中央下凹为神经沟,两侧神经褶在中线靠拢融合成神经管,神经管头尾两端各有一孔,即前、后神经孔,分别在25天和27天闭合,以后分别分化为脑泡和脊髓等。

② 中胚层分化:神经管两侧的中胚层,形成纵列的细胞索,为轴旁中胚层(paraxial mesoderm),以后轴旁中胚层形成块状的体节。体节外侧为间介中胚层,间介中胚层的外侧部分为侧中胚层,侧中胚层又分为体壁中胚层和脏壁中胚层,去其中的腔隙为胚内体腔(intra-embryonic celom),侧中胚层在口咽膜前缘相会,成为生心区(cardiogenic plate)。

4．胎膜与胎盘

（1）胎膜(fetal membrane)

① 绒毛膜(chorion):包在胚体最外面,近基蜕膜部分为丛密绒毛膜(villous chorion),面向包蜕膜的部分为平滑绒毛膜(smooth chorion)。

② 羊膜(amnion):绒毛膜的薄膜为羊膜,羊膜所围的腔为羊膜腔(amniotic cavity)。

③ 卵黄囊(yolk sac):位于胚体腹面,在脐带形成时包入脐带内。

④ 尿囊(allantois):在卵黄囊尾侧由原肠突入体带内的小囊。

⑤ 脐带(umbilical cord):连于胚胎脐部与丛密绒毛膜之间的索状结构。

（2）胎盘(placenta)

胎盘由丛密绒毛膜和基蜕膜索构成。其胎儿面光滑,表面覆以羊膜,脐带附于其上;母体面粗糙,基蜕膜形成的胎盘隔把胎盘分成15~30个胎盘小叶。

5．双胎(twin birth)、多胎(multiple birth)

一次分娩娩出两个或两个以上新生儿,称为双胎或多胎。

【实验内容】

1．鸡胚三胚层期(48h,横切面)　HE染色

本切片为孵化约48h后的鸡胚,处于鸡胚发育的三胚层时期。镜下可见这是三胚层时期胚盘的横切面,其中央有一管状的结构,即为神经管(neural tube),神经管的下方有一细胞团,为脊索。在神经管的上、下方,分别确认出上方较厚的外胚层(ectoderm)和下方较薄的内胚层(endoderm)。神经管的左、右两侧可见较大的细胞团,这便是为左右体节(somite);体节之外侧称间介中胚层(intermediate mesoderm),再向两侧继续延伸的两个壁,其中与外胚层接近者是体壁中胚层(parietal mesoderm),而接近内胚层一方的是脏壁中胚层(visceral mesoderm),两壁之间的腔隙即为左右胚内体腔。体节与脏壁中胚层之间有胚胎时期的背主动脉的横切面。

2．脐带(umbilical cord)　HE染色

低倍镜观察

脐带横切面上,外周为单层扁平的羊膜上皮,其内为黏液性的胚胎结缔组织,中间含两条脐动脉和一条脐静脉。不同于一般的静脉,脐静脉有明显的内弹性膜,保持圆形开放状

态;而脐动脉却缺内弹性膜,中膜纵走的平滑肌纤维随内膜突入管腔,呈皱襞状。

3. 绒毛(早期)　HE染色

低倍镜观察

绒毛的各种大小的切面,注意绒毛上皮表面为合体滋养层(syncytiotrophoblast),细胞排列较为整齐,细胞分界亦清楚,细胞质染色较浅。绒毛的中轴为胚胎性的结缔组织,细胞分散,间质丰富,其间有血管。在绒毛间可见一些母体的蜕膜组织,细胞大,染色浅,呈镶嵌的地砖状。

4. 胎盘(placenta)　HE染色

(1) 低倍镜观察

首先辨认出胎盘的胎儿面和母体面的结构特征。

① 胎盘的胎儿面:表面有羊膜,羊膜下为厚层的黏液性结缔组织,细胞稀少,常见脐血管的分支,这就是绒毛膜板。绒毛呈各种断面,大的为绒毛干,内含小动脉、小静脉的分支;小的为游离绒毛,其中轴的结缔组织中含有毛细血管。

② 胎盘的母体面:绒毛的间隙中充满了母体的血液,母体的基蜕膜部分染成红色,其中可见呈镶嵌状排列的大蜕膜细胞。

(2) 高倍镜观察

仔细观察绒毛断面,表面为合体滋养层,细胞分界不清,有时见细胞核群集成结;细胞滋养层细胞很少,分散,难寻觅。甚至有些部位绒毛表面合体滋养层细胞核聚在一起,仅存在薄薄一层基膜。绒毛中轴的毛细血管已紧贴近基膜,这样更有利于母体血与绒毛中轴的胎儿毛细血管的血液进行物质交换。绒毛中轴为胚胎性结缔组织,富含毛细血管。请总结一下母体血与胎儿血之间进行物质交换所必经的结构屏障——胎盘屏障(即胎盘膜)的组成和功能意义。

【示教】

1. 胎盘大体标本。

2. 鸡胚48h整装片(卡红染色)。

【思考题】

1. 简述受精的概念、部位、过程和意义。

2. 简述卵裂及胚泡的形成,胚泡的结构。

3. 植入过程及部位,植入后子宫内膜的变化和分部以及各部分与胎儿的位置关系如何?

4. 简述二胚层胚盘的形成及其结构和意义,三胚层的形成过程和分化。

5. 胎膜包括哪些组成部分?简述各部分胎膜的来源、演变及其与胎儿发育有何关系。

6. 胎盘如何形成?分别说明它的母体部分及胎儿部分的结构特点。简述胎盘屏障的概念。

7. 如何推算孕妇的预产期?何时是致畸的易感期?

第 2 章　颜面、腭和颈的发生
(Development of Face Palate and Neck)

【实验目的】

1. 掌握与颜面、腭发生有关的先天性畸形：唇裂、腭裂。

2. 了解颜面和腭的形成过程。

【观察模型和图示】

1. 正常发育模型

(1) 鳃弓的发生

头部两侧有 6 对鳃弓(branchial arch)，前 4 对明显，第 5 对消失，第 6 对小而不明显。鳃弓凹陷为鳃沟(branchial groove)，共 5 对。

(2) 颜面的形成

第 5 周，从胚胎的头部向尾端依次见额鼻隆起、鼻窝、内侧鼻隆起、外侧鼻隆起、左右上颌隆起和下颌隆起、原始口腔等形态特征，见图 3-2-1。第 8 周可见相应隆起已愈合形成上颌、下颌、鼻尖、鼻梁、颊部等，此时面部已初具人形。

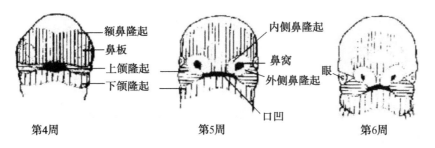

第4周　　　　　第5周　　　　　第6周

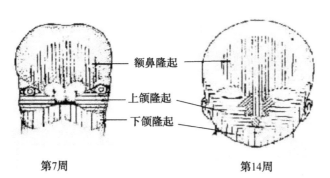

第7周　　　　　　　第14周

图 3-2-1　颜面的形成过程

（3）腭的发生

原始口腔顶部可见一个正中腭突和一对外侧腭突，腭突愈合成腭，见图3-2-2。

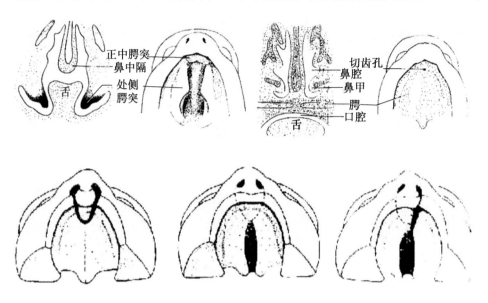

图3-2-2　腭的发生与腭裂

（4）颈部的形成

第2对鳃弓覆盖在第3、4、6对鳃弓表面，愈合形成颈部。

2. 畸形

唇裂、腭裂、面斜裂如图3-2-2、图3-2-3所示。

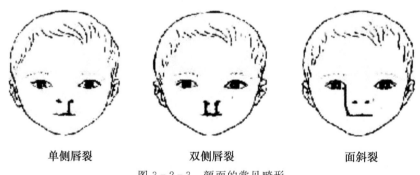

单侧唇裂　　　　　双侧唇裂　　　　　面斜裂

图3-2-3　颜面的常见畸形

【思考题】

1. 颜面发生的原基是哪些突起？它们如何演变？唇裂和面斜裂的形成原因如何？

2. 简述咽囊的形成过程以及第1～5对咽囊演变形成哪些结构。

第3章　消化和呼吸系统的发生(Development of Digestive System and Respiratory System)

【实验目的】

1. 掌握咽囊演变及其重要的衍生物。
2. 掌握消化系统发生的原基,熟悉其发生过程,掌握常见先天性畸形的形成原因。
3. 掌握呼吸系统发生的原基,熟悉呼吸系统的发生过程。

【观察模型和图示】

1. 正常发育模型和图示

卵黄囊顶部的原始消化管可分为前肠(foregut)、中肠(midgut)、后肠(hindgut)三部分。其头、尾两端分别由口咽膜(buccopharyngeal membrane)和泄殖腔膜(cloacal membrane)封闭。

2. 消化系统的发生

(1) 咽和咽囊的演变

4周时,前肠头端的扁平漏斗状膨大部分为咽,其两侧在鳃弓之间向外膨出5对咽囊。6周时,咽囊分化为一些重要器官。第1对咽囊分化为咽鼓管和鼓室上皮;第2对分化为腭扁桃体上皮;第3对腹侧部形成胸腺原基;第3、4对背侧部形成甲状旁腺原基;第5对很小,分化为甲状腺滤泡旁细胞。在咽腹面正中部第2、3对鳃弓水平,内胚层下陷为甲状舌管,分化为甲状腺。在咽的头端,间充质向口腔内突出隆起而形成舌,见图3-3-1。

(2) 食管和胃的发生

4周时食管呈短管状,6周时已成细管道。4周时胃呈梭形膨大,6周时大弯在背侧,8周时胃大弯已转向左侧。

(3) 肠的发生

① 中肠演变:5周时,中肠呈"U"字形的襻状,肠襻的顶与卵黄囊相连。卵黄囊根部头侧的肠管为肠襻头支,尾侧的肠管为肠襻尾支。6周时,突入脐腔内的肠襻以肠系膜上动脉为轴,逆时针方向旋转近90°,肠襻头支位于右侧。至10周时,小肠已退回腹腔,又逆时针方向旋转180°,肠襻头支转向肠系膜上动脉的左侧,尾支在肠系膜上动脉的右侧,基本建立了肠管的正常解剖位置。

② 后肠演变:4周时,原始肠管末端膨大部分即泄殖腔,泄殖腔腹侧与尿囊相连,尾端为泄殖腔膜。在6周时,后肠与尿囊之间的间充质形成尿直肠隔,将泄殖腔分为腹侧的尿生殖膈和背侧直肠两部分。泄殖腔膜也随之被分为腹侧的尿生殖窦膜和背侧的肛膜。肛膜外方的浅凹为原肛。

(4) 肝与胆的发生

前肠末端腹侧的肝憩室头支长入原始纵隔,生成肝及肝管;尾支伸长,分化为胆囊及胆囊管。在6周时,肝已从横膈突入腹腔,并分左、右两叶,见图3-3-2。

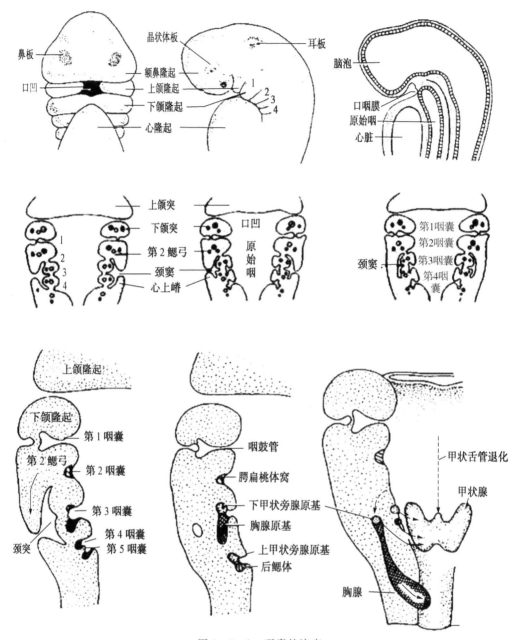

图 3 - 3 - 1　咽囊的演变

（5）胰腺的发生

在肝憩室的下方与十二指肠腹侧处可见腹胰，背侧稍高处可见背胰。腹胰随十二指肠转向右侧，背胰转向左侧。以后腹胰移向背侧，与背胰融合为胰腺，见图 3 - 3 - 2。

3. 呼吸系统的发生

4 周时，原始咽的底部正中有一突起为喉气管憩室。在 6 周时，喉气管憩室末端分为左、右肺芽。在第 8 周时左肺芽分 2 支，右肺芽分 3 支，见图 3 - 3 - 3。

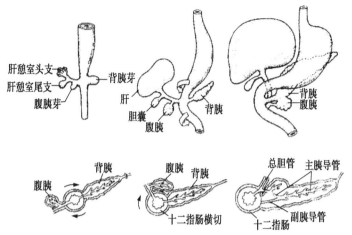

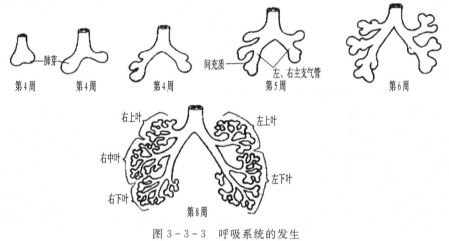

图 3-3-2　肝、胆及胰腺的发生

图 3-3-3　呼吸系统的发生

【观察图示】

观察呼吸和消化系统发育的先天性畸形图示。

【思考题】

1. 简述原始消化道的形成与分段,各段演化的器官名称。

2. 简述食管、胃和肠的发生过程及常见的先天性畸形。

3. 简述回肠憩室、先天性脐疝、脐瘘和肛门闭锁的形成原因。

4. 盲肠突在什么位置? 有何意义?

5. 喉气管憩室在何位置? 如何发育分化? 气管食管瘘如何形成?

第 4 章　泌尿和生殖系统的发生
（Development of Urogenital System）

【实验目的】

1. 了解前肾、中肾的发生。
2. 掌握后肾的发生。
3. 掌握生殖腺的发生。
4. 掌握泄殖腔的分隔。
5. 熟悉苗勒氏管和中肾管的演变。

【观察模型和图示】

1. 泌尿系统的发生

（1）肾和输尿管的发生

① 前肾（pronephros）：4 周时，在 7～14 体节平面，中肾嵴可见数条横行细胞索，为前肾小管，其外侧端连接成一条纵管，为前肾管。

② 中肾（mesonephros）：在 4～6 周，前肾的尾侧有许多横行的中肾小管，其外侧端与前肾管相通，此时前肾管改称为中肾管。中肾小管内侧端形成肾小囊，与毛细血管构成肾小体。中肾管尾端开口于泄殖腔的侧壁。

③ 后肾（metanephros）：在 5 周时，中肾管尾侧发出一条盲管为输尿管芽，与其周围的生后肾组织共同形成后肾。前者形成输尿管、肾盂、肾盏及集合小管，后者分化为肾单位。

（2）膀胱和尿道的发生

在 6 周时，泄殖腔被尿直肠隔分为背侧的直肠和腹侧的尿生殖窦。在 4～7 周时，尿生殖窦上段分化成膀胱，其顶端与尿囊相连，输尿管起始部以下的中肾管吸收入膀胱后，两者分别开口于膀胱，形成三角区；尿生殖窦中段较细，在男性分化为尿道前列腺部及膜部，在女性则分化成尿道。在 12～14 周，尿生殖窦下段在男性分化为尿道海绵体部的大部分，而在女性则发育为阴道前庭。

2. 生殖系统的发生

（1）生殖腺的发生

① 未分化性腺的发生：在 6 周时，生殖腺原基中有许多生殖腺索。

② 睾丸的发生：在 14 周时，男性生殖腺已分化为睾丸，其中有生殖腺索分化的生精小管、直精小管和睾丸网。睾丸下端由一条睾丸引带下行，止于阴囊内面。

③ 卵巢的发生：在 16 周，女性生殖腺已分化为卵巢，其中有许多原始卵泡。

（2）生殖管道的发生

① 未分化期：在 5～6 周时，形成两套生殖管道。由体腔上皮内陷卷褶成的中肾旁管（müllerian duct），头端开口于体腔，并在外侧与中肾管（wolffian duct）平行；中段弯向内侧；

下端则左右愈合;其末端伸至尿生殖窦的背侧壁,与内胚层上皮紧贴,内胚层上皮则增厚形成窦结带(sinus tubercle)。

② 女性生殖管道的分化:在女性,中肾旁管的上端形成输卵管;下端形成子宫;其末端参与形成阴道的穹窿部。

③ 男性生殖管道的分化:在男性,中肾小管大部分已退化,仅少数形成输出小管。中肾管的头端形成附睾管;尾端形成输精管。

【观察图示】

观察泌尿、生殖系统的先天性畸形图示。

【思考题】

1. 后肾的发育来源于哪些原基? 多囊肾形成的原因是什么?

2. 简述泄殖腔的分隔过程(总结与之有关的消化道及泌尿管道的形成)。

3. 简述膀胱各部的形成过程。

第5章 心血管系统的发生
（Development of Circulatory System）

【实验目的】

1. 了解心脏外形的演变。
2. 掌握心脏的内部分隔。
3. 掌握几种心脏常见的先天性畸形的表现及形成原因。

【观察模型及图示】

1. 心管的发生

19天，口咽膜头侧的生心区前面有两条生心索，后有围心腔（pericardial coelom）。随着头褶的形成，生心区由头侧转到前肠腹侧。此时生心索位于围心腔背侧，生心索已形成左、右心管（cardiac tube）。随着侧褶的发育，至22天，左、右心管融合成一条心管。

2. 心脏外形的演变

约24天，心管已发生"S"字形弯曲，头端为心球（bulbus cordis），其头端连一对弓动脉（aortic artery）；心管尾端为静脉窦（venous sinus），与静脉相连，心球与静脉窦之间为心室和心房。在第25天，心球头端伸长为动脉干（truncus arteriosus），其头端膨大为主动脉囊（aortic sac）。心室、心房发育生长，至第5周已初具心脏外形。

3. 心脏内部的分隔

（1）房室管的分隔

第4周，房室管（atrio-ventricular canal）腹侧壁和背侧壁的中央各有一个隆起的心内膜垫（endocardial cushion），两个心内膜垫融合，将单一房室管分成左、右房室管。第8周，房室管处形成房室瓣。

（2）心房的分隔

第4周，心房头端背侧壁的正中线处发生一镰状薄膜，称第一隔（septum primum），并向心内膜垫伸延，两者之间的孔为第一孔（foramen secundum），接着第一孔封闭。第5周末，在第一房间隔的右侧又产生较厚的新月形的隔，称第二房间隔（septum secundum），它向心内膜垫生长，逐渐盖住了第二房间孔，与心内膜垫融合，但留有一卵圆形的孔，称卵圆孔（foramen ovale）。该孔被卵圆孔瓣（valve of the oval foramen），即第一隔遮盖，见图3-5-1。

（3）心室的分隔

第4周末，心室底壁突向心室腔的肌性室间隔（muscular interventricular septum），其上缘与心内膜垫之间的孔为室间孔（interventricular foramen）。在第8周时，由心内膜垫的结缔组织和心球嵴的尾端形成的膜性室间隔（membranous interventricular septum）与肌性室间隔游离缘的组织共同将室间孔封闭。

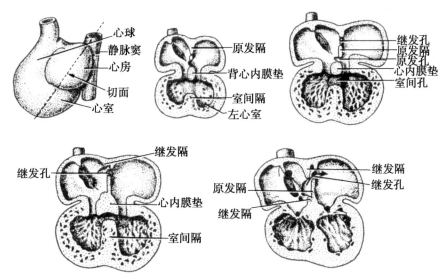

图 3-5-1　心房分隔示意图

（4）心球与动脉干的分隔和演变

心球与动脉干内发生螺旋形的两个嵴。两个嵴生长并相互融合成一个螺旋形的主动脉隔（spiral aorticopulmonary septum），将心球与动脉干分隔成两条管道，即升主动脉和肺动脉干，见图 3-5-2。由于心球逐渐并入心室，故升主动脉与左心室相通，肺动脉干与右心室相通。

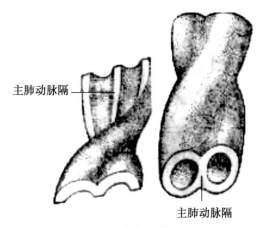

图 3-5-2　动脉干分隔示意图

4．静脉窦及其相连静脉的演变

静脉窦左角退化，其近端形成冠状窦。右侧的静脉窦扩大并并入右心房段，上下腔静脉直接通入右心房。第 8 周，左心房的背侧可见肺静脉的 4 个分支，此时肺静脉的根部已并入左心房。

5．胎儿血循环及其出生后的改变

（1）血循环通路

胎盘含氧量高的血液→脐静脉（umbilical vein）→肝脏和静脉导管（liver and ductus

venosus)→下腔静脉(inferior vena cava)→右心房(right atrium)→卵圆孔(foramen ovale)→左心房(left atrium)→左心室(left ventricle)→升主动脉(ascending aorta)→头和身体上部(head and upper part of the body)→上腔静脉(superior vena cava)→右心房→右心室→肺动脉干(pulmonary trunk)→动脉导管(ductus arteriosus)→降主动脉(descending aorta)→脐动脉(umbilical artery)→胎盘(placenta)，见图3-5-3。

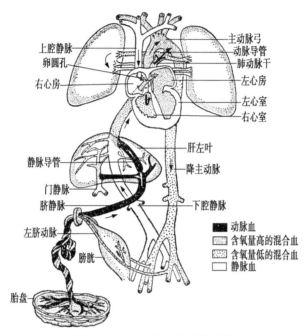

图3-5-3　胎儿血循环模式图

（2）出生后的改变

① 脐动脉、脐静脉和静脉导管相继关闭。

② 动脉导管闭锁。

③ 卵圆孔关闭。

【思考题】

1. 简述心房内部的分隔过程，心室内部的分隔过程。

2. 简述法洛四联症的特点及其形成原因。

第四部分　病理学实习

病理学实习课在病理学教学中的作用至关重要。实习课中,学生在观察病变器官、组织形态的同时,联系其机能代谢的变化以及临床症状、体征。这一方面有利于学生系统掌握病理学基本知识,同时有助于学生培养独立思考、分析问题和解决问题的能力,为以后临床课程的学习奠定良好的基础。

病理学实习内容包括观察大体标本、病理切片标本,观看幻灯片和电视录像,进行尸体解剖、临床病例讨论及动物实验等,其中最主要的是对大体标本和病理切片标本的观察。

第1章　适应、损伤与修复
（Adaptation，Injury and Repair）

【本章概述】

本章主要介绍组织和细胞在病理因素刺激下所出现的适应性改变、变性、异常物质沉积、坏死、凋亡和机体组织损伤后的修复过程。要求重点掌握细胞水肿、脂肪变性及玻璃样变性的形态学特征及其对机体的影响,坏死的形态变化和后果,以及各类型坏死的形态学特点及鉴别点。

【实验目的】

1. 掌握细胞水肿、脂肪变性和玻璃样变性的形态特点。
2. 掌握各类坏死的形态特点及坏死的结局。
3. 熟悉肥大、化生、病理性萎缩的形态特点。
4. 掌握肉芽组织的组成、形态特点及其在创伤愈合中的作用。

【实验内容】

大体标本	病理切片标本
（1）心脏萎缩	（1）心肌萎缩
（2）心脏肥大（高血压心脏病）	（2）心肌肥大

续　表

大体标本	病理切片标本
（3）肾压迫性萎缩	（3）肾近曲小管上皮细胞水肿
（4）脑萎缩	（4）肝细胞脂肪变性
（5）肝脂肪变性	（5）心肌脂肪浸润
（6）脾凝固性坏死	（6）脾/肾凝固性坏死
（7）肺结核（干酪样坏死）	（7）淋巴结干酪样坏死
（8）足（小腿）干性坏疽	（8）肉芽组织

1．大体标本

（1）心脏萎缩（atrophy of heart）

病变特点：心脏体积缩小，重量减轻，心外膜萎缩。冠状动脉分支迂曲，呈蛇行状。

问题：

① 心脏萎缩的常见原因是什么？心脏萎缩是指哪些成分萎缩？

② 如何理解老年人的心脏储备力低下？

（2）心脏肥大（高血压心脏病）（hypertrophy of heart）

病变特点：心脏外形明显增大，心尖钝圆，左心室壁肥厚，乳头肌肉柱明显增粗。

问题：长期患原发性高血压的患者为什么左心肥大？是否会影响心功能？

（3）肾压迫性萎缩（atrophy of kidney）

病变特点：肾脏体积增大，切面可见肾盂、肾盏高度扩张，肾实质内的囊腔大小不一，肾皮质明显变薄。

问题：

① 该肾体积明显增大，为何称为萎缩？

② 萎缩的器官对机体有何影响？

（4）脑萎缩（atrophy of brain）

病变特点：大脑体积变小，脑回变窄，脑沟增宽变深，大脑皮质明显变薄。

问题：

① 引起脑萎缩的原因有哪些？

② 脑萎缩患者可能出现哪些临床表现？

（5）肝脂肪变性（fatty degeneration of liver）

病变特点：肝体积变大，包膜紧张，光滑，边缘钝，表面切面淡黄色，油腻感。

问题：引起肝脏脂肪变性的原因有哪些？可引起哪些危害？

（6）脾凝固性坏死（coagulation necrosis of spleen）

病变特点：脾被膜局部明显隆起，近边缘处可见一灰白色楔形病灶区。病灶与周围正常组织边界清楚。

问题：

① 坏死灶呈灰白色，为什么？一般呈楔形如何解释？

② 该病变有可能引起哪些临床表现？

（7）肺结核（干酪样坏死）（tuberculosis of lung）

病变特点：肺组织内可见灰黄色、质地松脆的干酪样坏死灶，切面可见大小不等、形状不一的空洞。

问题：

① 干酪样坏死属于哪种类型坏死？主要原因是什么？

② 空洞如何形成？可造成哪些后果？后期空洞如何修复？

（8）足（小腿）干性坏疽（dry gangrene of foot）

病变特点：病变处呈黑褐色，与健康组织分界清楚，干燥皱缩，质地硬。

问题：干性坏疽的发生条件是为什么？坏死组织为何干燥皱缩？

2．**病理切片标本**

（1）心肌萎缩（atrophy of myocardium）

低倍镜观察：系心肌组织，心肌纤维较正常变细、变短。

高倍镜观察：心肌纤维较正常缩小，肌原纤维及横纹尚清楚，心肌细胞核两端细胞质内可见折光性较强的棕褐色颗粒——脂褐素。

诊断要点：心肌细胞体积缩小，细胞质内可见脂褐素。

4-1-1

问题：依此形态学改变，推测心肌萎缩患者之临床表现及其预后情况。

（2）心肌肥大（hypertrophy of myocardium）

低倍镜观察：系心肌组织，心肌纤维明显增粗，有分支。

高倍镜观察：心肌细胞体积变大，细胞质丰富红染，可见横纹。细胞核大而居中，染色较深。

4-1-2

诊断要点：心肌纤维粗大，核大而深染。

（3）肾近曲小管上皮细胞水肿（hydropic degeneration of convoluted tubule cell）

低倍镜观察：系肾组织，肾单位清晰可辨，肾皮质区肾近曲小管管径增大，密集，管腔狭小或呈星芒状。

4-1-3

高倍镜观察：近曲小管上皮细胞肿胀，细胞质内分布均匀的粉染颗粒，细胞边界不清，管腔变小，部分细胞核变淡或消失。

诊断要点：上皮细胞体积变大，细胞核变淡或消失，细胞质粉染，细胞界限不清。

（4）肝细胞脂肪变性（fatty degeneration of liver）

低倍镜观察：系肝组织，肝小叶和门管区结构可辨认。

高倍镜观察：肝脏正常结构——肝小叶基本保存，肝细胞细胞质内出现大小不等、边界清楚之空泡。有的细胞质内出现多个小空泡；有的空泡较大，占据整个细胞，细胞核被挤压在一边，形似脂肪细胞。肝细胞体积增大，致肝血窦变窄或消失。

4-1-4

诊断要点：细胞质内可见圆形空泡，系脂滴溶解所致，细胞核受压偏向一侧，细胞质减少。

问题：

① 总结脂肪空泡的形态特点，如何鉴别细胞内空泡为脂肪空泡？

② 依此形态改变，推测患者可能出现的临床表现。

（5）心肌脂肪浸润（fatty infiltration）

低倍镜： 心肌组织，浅染心外膜区域扩大。

高倍镜： 心外膜脂肪组织增多，向心肌细胞之间深入，可压迫周围心肌细胞，致其发生萎缩。

诊断要点： 心外膜脂肪组织增多，沿间质深入心肌细胞。

4-1-5

（6）脾/肾凝固性坏死（coagulation necrosis of spleen/kidney）

低倍镜观察： 淡红粉染区即为坏死区。坏死区外正常组织结构存在。

高倍镜观察： 坏死区内原有组织细胞呈红染无结构颗粒状，细胞核已溶解消失。坏死区内可见脾/肾组织轮廓（如脾内可见脾小梁、脾血窦等；肾内可见肾小球、肾小管等结构的轮廓）。

4-1-6

诊断要点： 与正常区域相比，可明显看到坏死区细胞核的改变，同时残存的组织轮廓有助于判断组织切片的来源。

（7）淋巴结干酪样坏死（caseous necrosis of lymph nodes）

低倍镜观察： 系淋巴结组织，淋巴结部分正常结构已被破坏，病灶区可见大量粉染细颗粒状、无结构物质。

4-1-7

高倍镜观察： 淋巴结内可见大片坏死组织，该区域正常组织已被破坏，呈一片红染细颗粒状、无结构的物质。坏死区与正常组织交界区可见细胞核固缩（染色质浓缩、深染和体积缩小等）。核碎裂（核崩解成碎颗粒状）、核溶解等现象。

诊断要点： 坏死区界限清楚，此处细胞核出现核固缩、核碎裂和核溶解等改变。

问题： 干酪样坏死与凝固性坏死的主要区别是什么？

（8）肉芽组织（granulation tissue）

低倍镜观察： 肉芽组织主要由成纤维细胞及新生毛细血管组成。

高倍镜观察： ① 肉芽组织中有大量新生毛细血管及多种细胞。新生毛细血管内皮细胞肿胀，数量多，血管腔狭窄。② 血管之间有较多成纤维细胞。成纤维细胞呈梭形或不规则形，细胞界限不清，核大，呈椭圆形，淡染，有的呈空泡状，多数可见1～2个核仁。③ 此外，可见各种炎症细胞，包括淋巴细胞、巨噬细胞、中性粒细胞及浆细胞等。

诊断要点： 肉芽组织包括大量新生毛细血管，其内皮细胞肿胀；新生毛细血管周围有许多成纤维细胞；常有大量渗出液及各种炎症细胞。

问题：

① 肉芽组织各种成分的演变过程如何？

② 如何判断不良肉芽组织？

【病例讨论】

病例一

【病史摘要】

男性，60 岁。

病史：患者既往有高血压、高血脂和冠心病史。常觉头晕头痛，血压波动在 32/14～28/13kPa（240/105～210/97.5mmHg）。近 2 年来，感觉运动后心悸气促，体力减退明显。半年来，感觉双下肢发凉、发麻，行动时腿痛明显，上述症状逐渐加重。近几天来,右脚剧痛,足背动脉搏动消失,皮肤逐渐变黑,完全不能活动。患者终因心功能不全死亡。

【尸检摘要】

1. 心脏肥大,左心室壁灰白色瘢痕灶。
2. 主动脉及冠状动脉粥样硬化。
3. 肾淤血、肾近曲小管上皮细胞水肿,入球动脉玻璃样变性。
4. 右足胫前动脉内血栓形成。
5. 右足坏疽。

【讨论】

1. 心脏病变的原因是什么?
2. 肾近曲小管上皮细胞水肿的原因是什么?
3. 右足胫前动脉内血栓形成的发生条件是什么?
4. 为什么右足发生坏疽?该坏疽可能属于哪一类型?

病例二

【病史摘要】

女性,26岁。

病史:患者入院前1小时因工作时操作不慎,右前臂下端被机器完全截断。入院后立即实施断肢再植术,用接骨板和螺丝钉固定桡骨,并用丝线间断缝合骨膜及肌腱。套接桡动脉和尺动脉,头静脉和贵要静脉。自损伤至动脉血流恢复时间约3小时。依次缝合正中神经、尺神经及尺神经背侧支的神经鞘,皮下组织及皮肤亦予缝合。患者用石膏托固定,术后100天施行二次手术,去除螺丝钉与钢板,并进行神经及肌腱松解术。术后7个月,断肢全部愈合,感觉功能亦恢复。但出现明显肌肉萎缩现象。

【讨论】

1. 患者共有哪些组织发生了损伤?
2. 患者断臂再植手术后,各有关组织是如何愈合的?
3. 患者为何出现肌肉萎缩?

【实验报告内容】

1. 绘肾近曲小管上皮细胞水肿高倍镜图,并描述病变特征。
2. 绘肝细胞脂肪变性高倍镜图。
3. 以淋巴结干酪样坏死和脾/肾凝固性坏死的高倍镜图为依据,绘出细胞坏死的镜下特征。
4. 绘肉芽组织高倍镜图,并标明组织构成成分。

【思考题】

1. 组织、细胞的变性和坏死有何不同?
2. 实质细胞发生细胞水肿和脂肪变性时,所形成的空泡有何区别?如何鉴别?
3. 判断组织坏死的病理学标准是什么?
4. 患者,男性,28岁,因胃穿孔行修补术。术后10天腹壁皮肤切口大部分呈整齐的线性瘢痕,远端约3cm手术切口未愈合,肉芽组织增生突出两侧皮肤,表面有黄白色渗出物附着,多次切除后,切口愈合,但形成较大瘢痕。问题:① 皮肤切口长期不愈合的原因可能有哪些?② 皮肤切口长期不愈合可引起哪些后果?如何预防和处理?

第2章 局部血液循环障碍
（Disturbance of Blood Circulation）

【本章概述】

血液循环障碍包括全身性和局部性两种。全身性血液循环障碍发生于整个心血管系统，如休克、心力衰竭等。局部血液循环障碍发生于个别器官或局部组织，主要表现包括局部血液量的异常（充血、淤血和缺血）、血液性状和血管内容物的异常（如血栓形成、栓塞和梗死）、血管壁通透性与完整性异常（如水肿、积液和出血）。局部血液循环障碍及其所引起的病变是许多疾病过程中的基本病理改变，本章主要介绍充血、出血、血栓形成、栓塞、梗死等。要求重点掌握淤血的病变特点及结局，血栓的形态特点，梗死的类型及病理变化。

【实验目的】

1. 掌握肺淤血、肝淤血的病变特点及淤血的结局。
2. 掌握混合血栓、梗死的病变特点。
3. 掌握血栓形成、栓塞与梗死的相互关系。

【实验内容】

大体标本	病理切片标本
（1）慢性肝淤血	（1）慢性肝淤血
（2）混合血栓	（2）急性肺淤血
（3）肺动脉栓塞	（3）慢性肺淤血
（4）肠出血性梗死	（4）肺出血性梗死
（5）脾贫血性梗死	（5）脾贫血性梗死
（6）急性风湿性心内膜炎	（6）混合血栓
（7）脑出血	（7）血栓机化与再通

1. 大体标本

（1）慢性肝淤血（chronic liver congestion）

病变特点：成人肝脏，包膜紧张，边缘变钝。切面呈棕褐色（原为红色，经福尔马林固定后呈棕褐色）的斑纹与灰黄色组织相间，状如槟榔切面，故又名槟榔肝。

问题：肝淤血的常见原因是什么？发生发展的结局如何？

（2）混合血栓（mixed thrombus）

病变特点：血管腔或心腔内红白相间固体质块阻塞或附着。

问题：人死后血液凝固能形成血栓吗？为什么？

（3）肺动脉栓塞（pulmonary embolism）

病变特点：肺门区肺动脉腔内可见条索状质块阻塞，表面尚光滑，其一端稍尖，指向下一级动脉分支。

问题：

① 该血管腔内栓子最可能来源于哪里？

② 是否会造成肺组织的梗死？患者有何临床表现？

（4）肠出血性梗死（hemorrhagic infarct of intestine）

病变特点：梗死肠段呈黑褐色，肠壁因淤血、水肿和出血而明显增厚，剖开之肠管可见黏膜皱襞消失。

问题：引起肠出血性梗死的常见原因是什么？患者会有哪些临床表现？

（5）脾贫血性梗死（anemic infarct of spleen）

病变特点：脾切面见近被膜处有一略呈楔形梗死区，底靠脾表面，尖朝向脾脏实质。梗死灶颜色苍白，边缘有出血带。

问题：

① 脾梗死病灶为何呈楔形？

② 脾梗死患者如存活，该病变对机体有何影响？梗死灶本身及周围将如何变化？

（6）急性风湿性心内膜炎（acute rheumatic endocarditis）

病变特点：成人心脏，暴露左心房和左心室，在二尖瓣闭锁缘上可见一排灰白色，表面光滑，粟粒大小的疣状突起物（赘生物）即为白色血栓。

问题：赘生物结局如何？可能对瓣膜造成什么影响？

（7）脑出血（hemorrhagic of brain）

病变特点：脑组织切面可见一侧大脑半球内囊处出血呈黑褐色，并破入脑室，该侧大脑半球膨大，对侧脑室受挤压变窄。

2. **病理切片标本**

（1）慢性肝淤血（chronic liver congestion）

低倍镜观察：系肝组织，肝基本结构存在，肝小叶中央静脉及周围血窦扩张明显。

4-2-1

高倍镜观察：肝小叶结构尚清楚，中央静脉扩张，小叶中央区肝窦扩张淤血，邻近肝细胞索受压萎缩甚至消失。小叶周边部肝细胞索排列整齐，部分肝细胞可发生脂肪变性。

诊断要点：肝小叶中央静脉及周围肝窦明显扩张，淤血区由小叶中央向周围发展可与邻近淤血区相互连接成淤血道（淤血带），部分区域可见淤胆现象。

问题：

① 造成肝淤血的常见原因是什么？为什么肝小叶不同区域病变程度不一？

② 如淤血未能减轻，其后果如何？

（2）急性肺淤血（acute pulmonary congestion）

低倍镜观察：系肺组织，肺组织一侧可见细支气管及分支，细支气管附近小血管扩张充血，内含较多红细胞。

4-2-2

高倍镜观察：肺泡壁毛细血管扩张充血，多数肺泡腔内含大量均质粉染水肿液及少量红细胞、巨噬细胞。

诊断要点：肺泡壁毛细血管扩张充血；肺泡腔内含水肿液。

问题：

① 造成急性肺淤血的常见原因是什么？

② 肺泡腔内水肿液来自何处？

（3）慢性肺淤血（chronic pulmonary congestion）

低倍镜观察：系肺组织，肺泡壁增宽，肺泡腔内可见多少不等的细胞和液体成分。尚有大量成团或小堆的棕褐色细胞。

4-2-3

高倍镜观察：肺泡壁毛细血管扩张充血，结缔组织增生，肺泡壁增厚。肺泡腔内可见均质粉染水肿液、红细胞、白细胞及含铁血黄素细胞（吞噬红细胞之巨噬细胞）。部分肺组织内可见大片黑色炭墨颗粒沉积。

诊断要点：肺泡壁毛细血管扩张充血，结缔组织增生；肺泡腔内含水肿液、红细胞及含铁血黄素细胞。

问题：据此改变推测患者可能出现的临床表现，其发生发展如何？

（4）肺出血性梗死（hemorrhagic infarct of lung）

低倍镜观察：系肺组织，肺组织内可见红染无核的病变区域。

高倍镜观察：病变区肺泡壁轮廓可见，但肺泡壁细胞坏死，结构模糊，细胞核消失。肺泡腔内积聚大量红细胞。梗死灶以外肺组织明显淤血水肿。

4-2-4

诊断要点：梗死区肺泡壁细胞核固缩、核碎裂、核溶解消失；肺泡腔内见大量红细胞。

问题：

① 肺淤血水肿与出血性梗死之间有何联系？

② 据此改变推测患者可能出现的临床表现，其发生发展如何？

（5）脾贫血性梗死（anemic infarct of spleen）

低倍镜观察：系脾组织，部分区域呈淡红粉染结构，该区细胞核消失，但脾小梁和脾血窦等轮廓可见，即为梗死区。

4-2-5

高倍镜观察：梗死区细胞核发生核固缩、核碎裂及核溶解等改变，细胞质崩解呈粉染颗粒状，但脾小梁和脾血窦轮廓可见；该区周围可有充血出血带，表现为小血管扩张充血，间质内散在分布红细胞及数量不等的炎症细胞。

诊断要点：病变区脾内细胞微细结构消失（细胞核固缩、碎裂、溶解），脾小梁和脾血窦等轮廓尚存。

（6）混合血栓（mixed thrombus）

低倍镜观察：血管腔内可见偏位的粉染质块。

高倍镜观察：粉染质块由伊红色小梁状条纹和浅红色区相交织。伊红色小梁由许多已崩解而凝集成颗粒状的血小板组成，其边缘处可见大量中性粒细胞及淋巴细胞；血小板小梁之间的浅红色部分为由纤维素构成的细网状结构，其中网罗着许多红细胞。

4-2-6

诊断要点：血小板小梁及网罗红细胞的纤维素。

（7）血栓机化与再通（thrombus organization and recanalization）

4-2-7

低倍镜观察：血管切面，腔内为血栓。血栓内散在分布大小不等的不规则腔隙，紧靠血管内膜可见一大的腔隙，部分腔隙表面被覆内皮细胞，有的内含红细胞（再通）。

高倍镜观察：在与血管壁连接处及大裂隙旁可见由较多毛细血管形成的小腔隙，以及散在分布的成纤维细胞、纤维细胞、淋巴细胞和巨噬细胞等。

诊断要点：血栓内有肉芽组织长入；血栓内含有红细胞的较大腔隙。

【病例讨论】

病例一

【病史摘要】

女性，30岁。

病史：10年前常有咽痛、关节疼痛病史。于1年前开始出现劳动后心悸、气促，休息后好转。1个月前因着凉而发热咽痛，心悸、气促加重，同时出现双下肢水肿，少尿，右上腹部胀痛，食欲减退，不能平卧，治疗无效收入院。

查体：半卧位，慢性病容，四肢末梢及口唇发绀。颈静脉怒张。两肺背部有中、小水泡音。心尖部有舒张期震颤。心界向左、右两侧扩大。心率110次/min，血压14.6/9.3kPa(110/70mmHg)，心律不齐。心尖部有舒张期雷鸣样杂音，Ⅲ级收缩期吹风样杂音。肝肋下3cm，剑突下5cm，质韧，轻度压痛，肝颈静脉回流征阳性。双下肢凹陷性水肿。

尿常规检查：尿蛋白（＋），红细胞1～2个/高倍视野，透明管型1～2个/高倍视野。

X线检查：心脏向左、右扩大，双肺纹理增强。

诊断：① 风湿性心脏病；② 二尖瓣狭窄；③ 全心功能衰竭。

【讨论】

1. 临床诊断全心功能衰竭的依据是什么？

2. 根据临床特点，你认为此患者有哪些病变？

3. 此患者进一步应如何治疗？

病例二

【病史摘要】

男性，26岁。

病史：半年前于建筑工地施工时，左脚不慎被钉子刺伤，当时局部感染化脓，下肢红肿，约2周后逐渐恢复。此后左小腿又有数次疼痛和肿胀。2个月前，左小腿疼痛肿胀达膝关节周围，收入院经治疗症状有所减轻。4天前左下肢肿胀，疼痛加重，并有发冷发烧。昨日开始咳嗽、咳痰，今晨咳痰带有少量血液。无胸痛。

查体：除发现左下肢水肿外，其他未见明显异常。

今日15点左右，患者由厕所回病房途中大叫一声后倒在地上，医务人员赶到时见患者四肢痉挛、颜面青紫、口吐白沫、瞳孔散大，抢救无效，于15点50分死亡。

【尸检摘要】

大体检查：左下肢水肿，以膝关节以下为著；左脚面有一外伤愈合的小瘢痕。剖开左腿见左股动脉及其分支无明显异常。左股静脉大部分变粗变硬。从腘窝至卵圆孔一段股静脉内完全被凝固的血液成分堵塞，该血液凝固物长约40cm，与血管壁连接不紧密，大部分呈暗红色，表面粗糙，质较脆，有处呈灰白色，与血管连接紧密。

肺动脉主干及两大分支内均被凝血块样的团块堵塞，该团块呈暗红色无光泽，表面粗糙、质脆，与肺动脉壁无粘连。左肺内较小的动脉分支内也有血凝块样物质堵塞。

　　显微镜检查：左股静脉主要为红色血栓结构(纤维素网内充满大量红细胞)，少数为混合血栓结构(可见少量血小板梁)，靠近血管壁处有肉芽组织长入血栓内。肺动脉主干及两大分支内大部分为红色血栓结构。左肺小动脉分支内血凝块样物仍为红色血栓，靠近血管壁处血栓有肉芽组织长入。

【讨论】

　　1. 左股静脉内有何病变？为什么能形成这种病变？为什么股动脉无此种改变？

　　2. 肺动脉内为何种病变？依据是什么？

　　3. 左肺较小的动脉中凝血块样物有肉芽组织长入说明什么？为什么未发生相应部位的肺梗死？

　　4. 上述病变之间有什么联系？

　　5. 患者的死亡原因是什么？为什么？

【实验报告内容】

1. 绘慢性肝淤血低倍镜图，并描述病变特征。

2. 绘慢性肺淤血低倍镜图，并描述病变特征。

3. 绘混合血栓低倍镜图，并标明主要结构成分。

4. 请用箭头将所学过的血液循环障碍联系起来，并标上各种循环障碍的原因。

【思考题】

1. 用橡皮筋将一手指紧紧捆住，1～2min后，手指末端的颜色、温度有何变化？主观感觉如何？如何解释？

2. 为什么在骨折固定用夹板或绑石膏带时不能过紧？

3. 简述家兔空气栓塞栓子的运行途径及家兔死亡原因。

4. 对因右心衰竭死亡的患者做尸体解剖时，应特别注意检查哪些器官？这些器官可能有什么病变？它们之间有何联系？

5. 外科手术后长期卧床的患者为什么较易发生静脉血栓？静脉血栓在什么情况下容易脱落？可能造成什么后果？应如何预防？

第3章 炎症(Inflammation)

【本章概述】

炎症是一种极常见的又十分重要的病理过程,是致炎因子引起的机体防御性反应,是生物进化过程中获得的不断完善的抗病能力。要求重点掌握炎症的基本病理变化,急性和慢性炎症的病变特点、临床病理联系及结局。

【实验目的】

1. 掌握各类炎症细胞形态特点。

2. 掌握炎症分类及各类型炎症的病变特点。

3. 掌握炎症的经过和结局。

【实验内容】

大体标本	病理切片标本
(1) 纤维素性心外膜炎(绒毛心)	(1) 各类炎症细胞
(2) 假膜性肠炎(菌痢)	(2) 纤维素性心外膜炎
(3) 急性蜂窝织炎性阑尾炎	(3) 假膜性肠炎
(4) 脑脓肿	(4) 急性蜂窝织炎性阑尾炎
(5) 肠黏膜炎性息肉	(5) 化脓性脑膜炎
(6) 大叶性肺炎	(6) 肝脓肿
(7) 肠伤寒	(7) 炎性息肉(子宫或肠)
(8) 急性重型肝炎	(8) 肉芽肿性炎(结核结节)

1. 大体标本

(1) 纤维素性心外膜炎(绒毛心)(fibrinous pericarditis)

病变特点:心脏标本,心包已剪开,心外膜(心包脏层)增厚,表面粗糙,覆以凝固的纤维素渗出物,呈灰白或淡黄色破絮状或条索状。

问题:如患者存活,有何临床表现? 预后如何?

(2) 假膜性肠炎(菌痢)(bacillary dysentery)

病变特点:结肠黏膜表面有一层灰黄色假膜覆盖,并有小片的脱落,形成多个浅表溃疡。肠壁因充血、水肿而增厚。

(3) 急性蜂窝织炎性阑尾炎(acute phlegmonous appendicitis)

病变特点:阑尾肿胀,浆膜面可见小血管扩张充血,浆膜下结构污秽不清,部分区域有出血或附有灰黄色脓性渗出物。切面显示阑尾全层充血水肿,部分黏膜组织坏死脱落。

问题：该病变属于哪种炎症类型？主要病变特点是什么？

（4）脑脓肿（abscess of brain）

病变特点：脑实质内圆形脓腔，内附少量黏稠脓液，外有纤维包裹（脓肿壁），边界清楚，附近脑组织外观尚正常，脓肿侧脑半球较对侧肿胀。

问题：该病变属于什么性质？损伤部位能修复吗？

（5）肠黏膜炎性息肉（polyp of intestine）

病变特点：肠壁增厚，部分黏膜因上皮增生而形成多数短小之黏膜突起，表面光滑，有蒂与黏膜相连，即为息肉。

（6）大叶性肺炎（lobar pneumonia）

病变特点：大部分肺组织呈灰黑色，质实如肝。失去正常海绵状结构，表面粗糙，相应胸膜面有淡黄色纤维素物覆盖。

问题：

① 对应此时的病变，患者可能有哪些临床表现？

② 若炎性渗出物吸收不尽，后果如何？

（7）肠伤寒（typhoid fever of intestine）

病变特点：回肠下段集合淋巴小结及孤立淋巴小结呈椭圆形或圆形肿胀，突起于肠黏膜面，质软，边界清楚。部分肿胀的集合淋巴小结表面凹凸不平，形如脑回。部分淋巴小结中心坏死，坏死物脱落后形成边缘整齐的溃疡，溃疡长轴与肠管长轴平行。

（8）急性重型肝炎（acute severe hepatitis）

病变特点：成人肝脏一块，体积缩小，质软，包膜皱缩。切面呈土黄色或红褐色，无光泽。

2．病理切片标本

（1）各类炎症细胞（inflammatory cells）

中性粒细胞：呈圆形，直径 $10\sim12\,\mu m$，细胞核呈分叶（一般呈 2～5 分叶）或杆状，细胞质淡红色，内含中性颗粒。在急性炎症和化脓性炎症时以中性粒细胞渗出为主。

4-3-1

巨噬细胞：不规则形，直径 $20\,\mu m$ 以上，细胞质嗜酸性，常含有吞噬物。常见于急性炎症中后期及非化脓性炎症、病毒及寄生虫感染等。

淋巴细胞：呈圆形，体积小，直径约 $7\,\mu m$。细胞核大，深染，直径约 $5\,\mu m$，细胞质极少，似狭窄的环，光镜下几乎看不到。多见于慢性炎症、病毒感染等。

浆细胞：呈圆形或卵圆形，体积偏大。细胞质嗜碱性，核大，呈圆形或卵圆形，常偏位，染色质凝集成块状，贴近核膜形成车轮状分布，无核仁，核周有半月形的浅染区即"核周晕"。多见于慢性炎症局部。

嗜酸性粒细胞：呈圆形，体积略比中性粒细胞大，细胞质内可见明显的嗜酸性颗粒，核分叶状，多为 2～3 叶。多见于过敏性疾病或寄生虫感染等。

4-3-2

（2）纤维素性心外膜炎（fibrinous pericarditis）

低倍镜观察：系心肌组织。心外膜侧可见一层粉染的炎性渗出物，呈丝状或颗粒状纤维素。

高倍镜观察：心外膜处血管扩张充血，炎症细胞浸润；心外膜表面覆盖一层厚薄不均的炎性渗出物,即为呈粉染颗粒状或丝状的纤维素。

诊断要点:以纤维素渗出为主的炎症。

(3) 假膜性肠炎(bacillary dysentery)

低倍镜观察:肠黏膜浅表部分的上皮细胞坏死脱落,代之以一层纤维素渗出物(假膜)。

4-3-3

高倍镜观察:假膜主要由纤维素细丝交织而成,其间网罗中性粒细胞及上皮细胞碎屑。整个肠壁特别是黏膜及黏膜下层明显充血水肿及灶性出血,并有少量中性粒细胞及巨噬细胞浸润。

诊断要点:部分肠黏膜被破坏;黏膜表面纤维素渗出,即假膜形成。

(4) 急性蜂窝织炎性阑尾炎(acute phlegmonous appendicitis)

低倍镜观察:阑尾壁肿胀增厚,阑尾各层有弥漫炎症细胞浸润,腔内有炎性渗出物及坏死脱落的黏膜上皮,浆膜面附有炎性渗出物,血管显著扩张充血。

4-3-4

高倍镜观察:此为阑尾的横切面,黏膜层、黏膜下层、肌层及浆膜层充血,结构疏松,有大量炎症细胞浸润,以中性粒细胞为主,分布弥漫。腔内积有纤维素及脓性渗出物,部分区域黏膜上皮坏死脱落,黏膜下部分区域结构疏松明显,可见均质粉染之蛋白水肿液积聚,浆膜表面附有少量纤维素及脓细胞。

诊断要点:阑尾壁各层大量的中性粒细胞弥漫浸润。

(5) 化脓性脑膜炎(suppurative pleuritis)

低倍镜观察:系脑组织。蛛网膜血管扩张充血,蛛网膜下腔增宽。

高倍镜观察:蛛网膜血管高度扩张充血,蛛网膜下腔(脑沟内尤为明显)充满大量炎症细胞,以中性粒细胞为主,还有巨噬细胞、淋巴细胞、纤维素及浆液等。

4-3-5

诊断要点:蛛网膜血管扩张充血,蛛网膜下腔充满大量炎症细胞,以中性粒细胞为主。脑实质炎症反应不明显。

(6) 肝脓肿(abscess of kidney)

低倍镜观察:系肝组织。可见多个圆形或椭圆形炎症病灶(脓肿灶),病灶与周围组织边界清楚。病灶内充脓液或为空腔;部分脓肿周围可见结缔组织增生形成脓肿壁(脓肿膜)。

4-3-6

高倍镜观察:脓肿灶内聚集大量中性粒细胞、脓细胞以及溶解液化的肝组织。周围肝组织充血水肿,炎症细胞浸润,包括中性粒细胞、淋巴细胞及巨噬细胞。典型脓肿壁可分为三层:内层为坏死组织,其量多少不等;中层为炎性肉芽组织;外层为纤维结缔组织。

诊断要点:病灶边界清楚,原有正常结构被破坏,被大量的坏死组织及脓细胞取代。

(7) 炎性息肉(子宫或肠)(polyps)

低倍镜观察:增生物由被覆上皮覆盖,上皮下可见增生的毛细血管、腺体、纤维结缔组织和较多炎症细胞。

高倍镜观察:炎性息肉由被覆上皮覆盖(鳞状或柱状上皮,部分区域增生明显),间质较疏松(为什么?);毛细血管增生扩张充血,较多淋巴细胞和浆细胞,以及少量中性、嗜酸性粒细胞浸润。

诊断要点:局部黏膜上皮、血管及结缔组织增生,以及淋巴细胞为主的炎症细胞浸润。

（8）肉芽肿性炎（结核结节）（granuloma）

低倍镜观察：肺组织中见许多大小不一的结节状病灶。

高倍镜观察：病灶常由数个结核结节组成，结节中央可见朗汉巨细胞（细胞体积大而不规则，核多排列于细胞的周边），周围是类上皮细胞（细胞呈多角形，边界不清，细胞质丰富，核椭圆形，染色质稀疏），其外围有淋巴细胞和巨噬细胞浸润。有的结节中央发生干酪样坏死（染成伊红色一片，细胞核消失或见少量细胞核碎屑）。

诊断要点：以朗汉巨细胞、单核巨噬细胞增生为主形成的结节状病灶。

4-3-8

【病例讨论】

病例一

【病史摘要】

女性，20岁。

病史：入院前1天突然出现上腹部及周围持续性疼痛并阵发性加剧，曾服用肠虫清等驱虫药，未减轻症状。8小时前疼痛转至右下腹部，疼痛加剧，呕吐清水一次。畏寒发热急诊入院。

查体：体温39℃，脉搏95次/min，呼吸26次/min，血压14.6/9.3kPa（110/70mmHg）。右下腹壁肌紧张，麦氏点压痛（＋），反跳痛明显。

血常规检查：白细胞计数$20×10^9$/L，中性粒细胞百分比90％。

急诊入院，行阑尾切除术。

病理检查：阑尾长7.5cm，明显肿胀，阑尾表面高度充血，覆以黄白色渗出物，阑尾腔内充满脓液。

显微镜检查：阑尾壁各层显著充血水肿，大量中性粒细胞弥漫浸润，部分黏膜组织坏死脱落，腔内充满脓细胞，浆膜面覆以大量纤维素及中性粒细胞。

【讨论】

1. 本例阑尾发生了什么病变？病变特点如何？

2. 如不及时手术，可能会发生什么后果？

3. 试用病理变化解释其临床表现。

病例二

【病史摘要】

男性，15岁。

病史：3周前左侧面部长一脓疱，肿胀疼痛明显。1周前，患者用针扎穿脓疱并挤出脓性血液。2天后患者出现高热、寒战、头痛、呕吐，经治疗未见好转，且病情加重，昏迷抽搐而紧急入院。

查体：营养不良，发育较差，意识不清。体温39.5℃，脉搏140次/min，呼吸35次/min，血压14.9/10kPa（112/75mmHg）。面部有一约2cm×3cm红肿区，略有波动感。

血常规：白细胞计数$22×10^9$/L，中性粒细胞百分比88％。

血培养金黄色葡萄球菌阳性。

入院后经抢救无效而死亡。

【尸检摘要】

发育营养差,面部有一约 2cm×3cm 肿胀区,切开有脓性血液流出。颅腔:大脑左额叶区有大量灰黄色脓液填充,脑组织坏死,有一 4cm×3cm×5cm 脓腔形成。切片观察:脑组织坏死,大量中性粒细胞浸润,病灶周围肉芽组织形成。

【讨论】

1. 本例最可能的病理诊断是什么?

2. 本例脑部病变是如何引起的?

3. 从本病例中应吸取什么教训?

【实验报告内容】

1. 绘急性蜂窝织炎性阑尾炎低倍镜图,并描述病变特征。

2. 绘肉芽肿性炎高倍镜图,并标明结构组分。

【思考题】

1. 病理形态学上如何确诊炎症?

2. 渗出性炎症共同的组织学特点是什么?各型渗出性炎症在临床症状上有何差别?

3. 分别从病变的形态和后果比较:

① 浆膜及黏膜的纤维素性炎的区别。

② 脓肿与蜂窝织炎的区别。

③ 急性炎症与慢性炎症的区别。

4. 肉芽组织和肉芽肿有什么区别?

第4章 肿瘤(Tumor, Neoplasia)

【本章概述】

本章着重介绍肿瘤的概念,肿瘤的异型性,良性与恶性肿瘤的区别,癌与肉瘤的区别及常见良、恶性肿瘤的病变特点。要求重点掌握肿瘤异型性的形态学表现,良性与恶性肿瘤的区别。

【实验目的】

1. 观察并掌握上皮组织、间叶组织来源的良性与恶性肿瘤大体、镜下形态特点及其区别。
2. 掌握肿瘤的异型性及良性与恶性肿瘤,癌与肉瘤的主要形态学区别。
3. 掌握癌前病变、原位癌和早期浸润癌的形态特点。
4. 熟悉肿瘤的分类及命名原则。

【实验内容】

大体标本	病理切片标本
(1) 皮肤乳头状瘤	(1) 肿瘤的异型性
(2) 结肠腺瘤	(2) 皮肤乳头状瘤
(3) 甲状腺腺瘤	(3) 食管鳞癌
(4) 乳腺纤维腺瘤	(4) 胃(肠)腺癌
(5) 皮肤(食管)鳞癌	(5) 淋巴结转移性腺癌
(6) 胃(肠)腺癌(溃疡型)	(6) 葡萄胎
(7) 胃癌(弥漫浸润型)	(7) 子宫绒毛膜上皮癌
(8) 乳腺癌	(8) 子宫平滑肌瘤
(9) 原发性肝癌	(9) 乳腺浸润性导管癌
(10) 肺转移性癌	(10) 骨巨细胞瘤
(11) 肝血管瘤	(11) 骨肉瘤
(12) 皮下脂肪瘤	(12) 纤维肉瘤
(13) 子宫平滑肌瘤	(13) 霍奇金淋巴瘤
(14) 卵巢畸胎瘤	
(15) 葡萄胎	
(16) 侵袭性葡萄胎	
(17) 子宫绒毛膜上皮癌	
(18) 骨巨细胞瘤	
(19) 骨肉瘤	

1. 大体标本

(1) 皮肤乳头状瘤(papillary of skin)

病变特点：肿瘤突出于皮肤表面,肿物多数呈乳头状突起,外形似桑果,肿瘤基底部有蒂,可活动(无浸润现象)。临床病史长,肿瘤生长缓慢。

(2) 结肠腺瘤(adenoma of colon)

病变特点：肿瘤突出于肠黏膜表面,呈息肉状生长,基底部有细长之蒂与肠壁相连,可活动。周围肠壁光滑。

(3) 甲状腺腺瘤(adenoma of thyroid gland)

病变特点：肿瘤呈球形,边界清楚,包膜完整,切面灰白色或灰红色。有的标本切面可见囊腔,腔内容物已脱落,有的腔内可有胶状物填充。

(4) 乳腺纤维腺瘤(fibroadenoma of breast)

病变特点：肿物呈结节状或者不规则状,包膜完整,质韧实,切面灰白色,略呈编织状,有时还可见到裂隙状结构(镜下肿瘤实质由增生的腺管和纤维结缔组织两部分构成)。

(5) 皮肤(食管)鳞癌(squamous cell carcinoma of skin)

病变特点：皮肤表面(或食管黏膜面)可见灰白(红)色菜花状肿物,切面见肿瘤呈乳头状生长,与周围组织分界不清。部分标本肿物表面可见坏死和出血。

(6) 胃(肠)腺癌(溃疡型)(adenocarcinoma of stomach, ulcerative type)

病变特点：胃(肠)黏膜面可见一形态不规则的缺损,边缘不整齐或隆起,如火山喷口状,底部不平,周围黏膜皱襞消失,呈粗颗粒状。有的标本中可见到局部淋巴结肿大,切面灰白色。

(7) 胃癌(弥漫浸润型)(adenocarcinoma of stomach, infiltrative type)

病变特点：胃壁弥漫性增厚,黏膜被灰白色癌组织取代,癌组织浸润胃壁全层,胃壁变硬,呈革囊状(革囊胃)。

(8) 乳腺癌(adecarcinoma of breast)

病变特点：乳房切除标本,切面见灰白色肿瘤组织浸润性生长,与周围组织无明显界限,乳头周围皮肤增厚,呈橘皮样改变。

(9) 原发性肝癌(primary hepatocellular carcinoma)

病变特点：肝表面及切面可见多个大小不等的灰白色结节,直径 1～5cm,与周围分界尚清,部分结节融合,伴有坏死和出血。

(10) 肺转移性癌(secondary carcinoma of lung)

病变特点：肺组织内可见多个大小不等的圆形结节,与周围分界尚清,切面灰白色,有的结节有明显的出血坏死。

(11) 肝血管瘤(hemangioma of liver)

病变特点：肝内可见肿物呈不规则状,无包膜,切面疏松,如海绵状,部分腔隙内充盈血液(福尔马林固定后呈黑褐色)。

(12) 皮下脂肪瘤(lipoma)

病变特点：标本为结节状肿物,略呈分叶状,包膜完整,呈浅黄色,质地较软。

(13) 子宫平滑肌瘤(leiomyoma of uterus)

病变特点：子宫肌壁间、内膜下或浆膜下可见多个大小不等的圆形增生物,分界清楚,可见肌纤维排列成漩涡状,部分肿瘤组织有黏液样变性(呈白色)。

问题：

① 平滑肌瘤好发于哪些部位？

② 子宫黏膜下平滑肌瘤患者可能有哪些临床表现？

（14）卵巢畸胎瘤（teratoma of ovary）

病变特点： 标本为囊状物,包膜已被切开,囊壁厚薄不一,切面见实质区及囊腔,可见多个胚层衍化而来的组织,内含毛发、皮脂、软骨,甚至牙齿等(镜下见囊壁内有表皮细胞及皮脂腺、毛囊、纤毛柱状上皮、软骨等组织)。

问题：

① 畸胎瘤的组织来源是什么？好发于哪些部位？

② 畸胎瘤属于混合瘤吗？为什么？

（15）葡萄胎（hydatidiform mole）

病变特点： 子宫增大,宫腔内充满米粒至黄豆大小的灰白色半透明水泡状物,水泡间有纤细的纤维条索相连,状似葡萄。子宫肌壁无破坏(有的标本为刮宫装瓶)。

（16）侵袭性葡萄胎（invasive mole）

病变特点： 子宫标本,明显增大,宫腔内充满米粒至绿豆大小的葡萄状肿物,并明显浸润、破坏宫壁肌层。

（17）子宫绒毛膜上皮癌（choriocarcinoma）

病变特点： 子宫增大,切面见子宫底部有一肿物,突入宫腔,并侵入子宫肌层,边界不清,肿块局部出血坏死明显。

（18）骨巨细胞瘤（giant cell tumor of bone）

病变特点： 长骨剖面所见的干骺端已被肿瘤占据,肿瘤无包膜,质地较松脆,呈暗红或灰红色,部分区域呈分叶海绵状,肿瘤组织内伴有出血坏死。有的标本中呈囊性变,骨皮质受压变薄,向外膨出。

（19）骨肉瘤（osteosarcoma）

病变特点： 肿瘤位于长骨的一端,肿瘤组织充满骨髓腔,并穿破骨皮质及骨膜(或关节软骨面),向软组织中生长,形成大肿块。肿瘤组织呈鱼肉状灰白色,若肿瘤含有较多肿瘤性骨质,则杂以黄白色,质坚硬;如继发出血,则呈灰红色,如坏死则有囊性变。

2. 病理切片标本

（1）肿瘤的异型性（atypia of malignant tumor）

组织结构的异型性： 肿瘤细胞数量增多,排列紊乱,细胞层数增加,失去极性。

4-4-1

细胞的异型性： 良性肿瘤异型性小,恶性肿瘤异型性大。恶性肿瘤细胞的异型性表现为：① 肿瘤细胞形态不规则,大小不一,出现瘤巨细胞。② 核大小悬殊,形态各异,出现巨核、双核、奇异核。核染色深,染色质呈粗颗粒状,分布不均,核膜增厚,核仁肥大。③ 核分裂象增多,出现病理性核分裂象。④ 细胞质嗜碱性。

（2）皮肤乳头状瘤（papilloma of skin）

4-4-2

低倍镜观察： 标本系皮肤组织,为乳头状瘤的纵切面和部分横断面。增生组织呈乳头状突起,根部狭窄,与底部组织相连。实质为增生的鳞状上皮,间质为血管及纤维组织,并有少量炎症细胞浸润。

高倍镜观察:鳞状上皮呈乳头状增生,每个乳头以结缔组织和血管为轴心,表面被覆增生的鳞状上皮。肿瘤细胞分化成熟,排列似正常鳞状上皮,细胞层数增加,可见角化;细胞无明显异型性,基底膜完整(无突破基底膜向深层浸润的现象)。间质位于乳头中心,为毛细血管和纤维结缔组织,并有数量不等的炎症细胞浸润。

诊断要点:被覆鳞状上皮增生,形成乳头状或手指样突起,乳头中央为间质;细胞形态、排列层次、极向与正常组织相似。

问题:该肿瘤异型性如何体现?

(3) 食管鳞癌(squamous cell carcinoma of esophagus)

4-4-3

低倍镜观察:系食管标本。一端尚见部分正常食管黏膜结构,其余已被癌组织取代。癌组织突破基底膜向下浸润至深层,形成癌巢。

高倍镜观察:癌巢与间质分界清楚,癌巢内细胞大小不一,核大深染,核分裂象多,异型性明显,有些可见细胞间桥,部分癌巢中央见角化珠(癌珠)。肿瘤间质由血管及纤维结缔组织组成,并有大量炎症细胞浸润。

诊断要点:细胞具有异型性,排列成巢;癌巢内可见鳞状上皮角化过程,高分化者可见细胞间桥和角化珠(癌珠)。

(4) 胃(肠)腺癌(adenocarcinoma of stomach)

4-4-4

低倍镜观察:系胃(肠)组织。一端为正常的胃(肠)结构,层次清楚,腺体大小及排列方向一致。紫蓝色团块结构为腺癌组织。分化好者,癌细胞排列成腺管状,大小不等,形状不一,排列不规则,癌细胞多层排列,极向消失,部分腺体背靠背或共壁。分化差者,癌细胞不形成腺管状,而成实体癌巢,与间质分界清楚。有的标本癌组织已浸润至肌层甚至外膜区域。

高倍镜观察:癌细胞表现出不同程度的异型性,细胞大小不一,形态各异,排列紊乱,核大且深染,病理性核分裂象多见。

诊断要点:肿瘤由大小不等、形态不一的腺体组成,呈浸润性生长;细胞有异型性,可见病理性核分裂象。

(5) 淋巴结转移性腺癌(secondary adenocarcinoma of lymph node)

4-4-5

低倍镜观察:正常淋巴结结构尚存,部分淋巴结被破坏,于淋巴结边缘窦及皮质、髓质内见大量大小不一、形态不规则的腺腔样癌组织分布。部分区域癌细胞排列成条索状、团块状的实性癌巢。

高倍镜观察:癌巢内癌细胞大小不一,形态各异,细胞核大、深染,可见核分裂象,并有病理性核分裂。

诊断要点:淋巴结内出现腺癌组织。

(6) 葡萄胎(hydatidiform mole)

低倍镜观察:胎盘绒毛肿胀,大小不一,间质高度水肿,形成水泡。

高倍镜观察:绒毛间质高度水肿,绒毛内毛细血管减少或消失,绒毛表面的滋养层细胞(合体细胞滋养层细胞和细胞滋养层细胞)显示不同程度增生,

4-4-6

并形成大小不一的滋养层细胞团。合体细胞滋养层细胞细胞质红染,核大、深染不规则,细胞边界不清;细胞滋养层细胞细胞质淡染,核圆形或椭圆形,细胞呈镶嵌状排列,可见核分裂象。

诊断要点：绒毛间质高度水肿；滋养层细胞增生；绒毛间质血管减少或消失。

（7）子宫绒毛膜上皮癌（choriocarcinoma）

低倍镜观察：镜下可见深染的癌组织，由两种癌细胞组成，侵入子宫平滑肌层，肌层内见异型性明显的癌组织；无绒毛、间质和血管；并伴有出血坏死和炎症细胞浸润。

4-4-7

高倍镜观察：一种癌细胞与细胞滋养层细胞相似，细胞界限清楚，细胞质丰富而淡染，核大而圆，核膜增厚，核空泡状；另一种癌细胞与合体细胞滋养层细胞相似，体积大，形态不规则，细胞质丰富、红染或呈嗜双色性，核长椭圆形、深染；两种癌细胞数量不等，彼此紧密镶嵌，组成不规则的团块状或条索状。

诊断要点：成片增生及分化不良的滋养层细胞侵入肌层和血管；滋养层细胞有明显异型性，核分裂象多见；癌组织无间质，无绒毛。

（8）子宫平滑肌瘤（leiomyoma of uterus）

低倍镜观察：子宫标本。子宫内膜下可见一边界清楚（包膜）的圆形肿瘤组织，包膜明显，肿瘤细胞呈束状或漩涡状排列，肿瘤细胞间有少量纤维结缔组织。

4-4-8

高倍镜观察：肿瘤细胞呈长梭形，细胞质粉染，细胞核呈杆状，两端钝圆，核膜清楚，染色质颗粒较细，分布均匀。

诊断要点：边界清楚的肿瘤组织，肿瘤细胞分化较好，无明显细胞异型性。

（9）乳腺浸润性导管癌（infiltration ductal carcinoma of breast）

低倍镜观察：乳腺组织。周边部可见一些正常乳腺小叶，腺泡及小导管小而一致，细胞亦小，大小均匀；其余区域为癌组织，浸润于纤维间质中，实质与间质量大致相等。癌组织表现为导管扩张，大小不一，导管内充满体积大、异型性明显的癌细胞。

4-4-9

高倍镜观察：癌细胞异型性显著，多数管腔内的癌细胞大片坏死，呈红染无结构状，仅周围残留不等量的癌细胞，有些小叶之腺泡内充满癌细胞，体积变大。

诊断要点：癌细胞呈实性团块或条索状；癌实质与间质量大致相等。

（10）骨巨细胞瘤（giant cell tumor of bone）

低倍镜观察：骨巨细胞瘤由单核基质细胞与多核巨细胞所构成。

高倍镜观察：基质细胞呈弥漫而均匀地分布，其细胞大多呈短梭形、卵圆形，细胞边界不清，常有细胞突起。多核巨细胞均匀地散布于基质细胞之间，

4-4-10

体积较大，直径 $30\sim60\mu m$，形态不一，细胞质丰富、红染，有数个甚至数十个大小较一致的细胞核，多在细胞质中央。肿瘤间质血管丰富，有多少不等的胶原纤维。

诊断要点：肿瘤由单核基质细胞和多核巨细胞构成；间质血管丰富。

（11）骨肉瘤（osteosarcoma）

低倍镜观察：骨肉肿瘤组织。肿瘤组织由异型性明显的肿瘤细胞和残乱的骨小梁及骨样组织构成，肿瘤细胞与间质混杂，弥漫分布。另外有蓝染的肿瘤性骨小梁和均质粉染的骨样组织，形态不规则，大小不一，排列凌乱。

4-4-11

高倍镜观察：肿瘤组织由大小不等、异型性显著的肿瘤细胞组成，细胞可为立方形、多边形、梭形或蝌蚪状等，排列不规则，细胞核大，染色深，部分细胞核仁明显，并可见较多瘤巨

细胞及病理性核分裂象。部分区域可见嗜伊红色均质之骨样组织或新骨形成。肿瘤组织有灶性坏死出血。

诊断要点：肿瘤细胞可直接形成肿瘤性骨组织和骨样组织。

（12）纤维肉瘤（fibrosarcoma）

低倍镜观察：肿瘤细胞弥散分布，排列紊乱，有些呈束状排列。间质较少，仅见血管。

4-4-12

高倍镜观察：肿瘤细胞一般体积较大，多呈梭形，但形态大小不一致，细胞核浆比增大，有巨核、双核和奇异形核，核膜不规则增厚。染色质分布均匀，可见病理性核分裂象。

诊断要点：肿瘤细胞呈多形性，异型性明显，大小不一，核分裂象多见。

（13）霍奇金淋巴瘤（Hodgkin disease）

4-4-13

低倍镜观察：淋巴结组织。淋巴结正常结构多数已被破坏，被增生的异型性细胞取代。

高倍镜观察：淋巴结内增生的成分包括肿瘤性成分和反应性成分两部分。肿瘤性成分包括单核、双核、多核 R-S 细胞等。R-S 细胞一般体积较大，双核或多核，形状不规则，如为双核时，两者相对排列如镜影（又名镜影细胞），细胞核多位于细胞的中部，核膜较厚，核仁显著增大，紫红色，边缘光滑，周围可有透明区环绕。反应性成分包括数量不等的淋巴细胞、嗜酸性粒细胞、浆细胞和组织细胞等多种成分，尚可伴有坏死或纤维化。

诊断要点：淋巴结结构破坏，可见多种细胞成分；典型的 R-S 细胞。

问题：霍奇金淋巴瘤的常见病变部位有哪些？

【病例讨论】

病例一

【病史摘要】

男性，50 岁。

病史：患者近 2 个月出现间断性咳嗽伴胸痛，无痰，无咯血，自行服用消炎药无明显疗效。

查体：体温 37.5℃，脉搏 70 次/min，血压 16.0/12.0kPa（120/90mmHg），两肺呼吸音粗糙，未闻及啰音，心率齐。腹软，肝脾未及。

X 线检查：右肺上叶可见一边界清楚的阴影，直径 5cm，其余未见异常。

患者入院后行右肺局部肿物切除术。

病理检查：肿块呈圆形，直径 3.5cm，与周围组织分界清楚，可见包膜，切面灰白色，质韧。

显微镜检查：大量组织细胞呈弥漫分布，细胞呈圆形或椭圆形，细胞质丰富，细胞质内可见吞噬的细胞碎片，含铁血黄素等，细胞核大小一致，无异型性，细胞核仁明显，另外可见少量淋巴细胞、浆细胞、成纤维细胞及血管。

【讨论】

1. 本例的病理诊断是什么？

2. 如何理解肿瘤的概念？如何区别肿瘤性增生和炎性增生？

病例二

【病史摘要】

男性，60岁。

病史：患者因慢性咳嗽、咳痰，痰中带血伴低热，加重1个月后就诊。

查体：体温37.7℃，脉搏76次/min，血压15.7/11.3kPa(118/85mmHg)，两肺可闻及干湿啰音，左下肺明显。腹软，肝脾未及。

胸透检查：双肺纹理粗，左肺上部有片状阴影，直径约5.5cm，边界不清。

患者住院后经治疗咳嗽减轻，痰量减少，低热未退，胸部阴影仍存在。后行支气管镜检查发现左肺下叶支气管极度狭窄，取小块组织送病理检查，报告为坏死组织及少量恶性细胞，遂行左肺叶切除术。

病理检查：左肺下叶部分肺组织实变，切面见支气管壁显著增厚，管腔极度狭窄，肿瘤组织呈灰白色，直径约6.5cm，与周围组织分界不清，无包膜，质硬，干燥，其周围肺组织呈灰红色实变。

显微镜检查：肺正常结构被破坏，肿瘤细胞分布弥漫，呈实体巢片状结构，细胞较小，细胞异型性明显，可见较多的核分裂象，并可见病理性核分裂象，个别细胞间可见细胞间桥，周围肺组织内有浆液、纤维素及中性粒细胞渗出。网状纤维染色：细胞间无网状纤维。

【讨论】

1. 本例的病理诊断是什么？

2. 如何鉴别癌与肉瘤？

病例三

【病史摘要】

男性，50岁。

病史：患者上腹部间断性疼痛15年，常在餐后1~2小时疼痛发作，但近2年疼痛无规律。近半年腹痛加剧，时伴有呕吐。2个月来，面部及手足水肿，尿量减少，食欲极差。

查体：消瘦，面色苍白，四肢厥冷，血压8/5kPa(60/37.5mmHg)。心音快而弱，两腋下及左锁骨上淋巴结显著增大，质硬，部分淋巴结边缘不清。

血常规检查：白细胞计数$5×10^9$/L，中性粒细胞百分比70%，淋巴细胞百分比25%，单核细胞百分比4%。

患者入院后出血不止，血压急剧下降。经抢救无效死亡。

【尸检摘要】

全身水肿，两下肢及背部为甚。胸腹腔内分别有500ml淡黄色澄清液体。胃小弯幽门区有4cm×5cm×5cm肿块一个，质硬，表面出血坏死呈溃疡状。取肿块处胃黏膜做病理检查，可见局部胃黏膜正常结构被破坏，异型性细胞增生，细胞大，核大而染色深，可见不对称核分裂象，腺上皮增生，腺体大小不一，排列紊乱，异型性腺体可穿过黏膜肌层浸润达胃壁肌层及浆膜。肝大，呈黄色，质软且油腻，镜下见肝细胞内有大小不一的圆形空泡，核被挤向一侧，无异型性，苏丹Ⅲ染色呈橘红色。肾小管上皮细胞肿大,肾小管管腔狭窄,肾小管上皮细胞内布满针尖大小的伊红色颗粒。

【讨论】

1. 本例的病理诊断是什么？并按病变进展解释患者出现的各种临床表现。

2. 肝、肾发生什么病变？

3. 该患者的死因是什么？

【实验报告内容】

1. 绘鳞癌高倍镜图,并描述病变特征。

2. 绘骨肉瘤高倍镜图,并描述病变特征。

【思考题】

1. 如何从形态上区别肿瘤的良、恶性？

2. 体表肿瘤如何通过询问病史和查体初步确定其良、恶性？

3. 试述肿瘤的异型性(包括细胞、组织结构的异型性)。

第5章　心血管系统疾病
（Cardiovascular System Diseases）

【本章概述】

本章主要介绍动脉粥样硬化、心肌梗死、原发性高血压、风湿病、慢性瓣膜病、感染性心内膜炎、心肌炎等的病变特点及对机体的影响。要求重点掌握动脉粥样硬化的基本病变和继发性病变；心肌梗死的大体形态学特点及对机体的影响；原发性高血压的病变及对机体的影响；风湿病的基本病变，风湿性心脏病的病变及后果。

【实验目的】

1. 掌握风湿病的基本病变，急性与慢性风湿性心脏病的病变特点。
2. 掌握原发性高血压各期的病变特点，心、脑、肾三个重要器官的病变及后果。
3. 掌握动脉粥样硬化的基本病变、好发部位，冠心病的病变及后果。
4. 熟悉二尖瓣狭窄、二尖瓣关闭不全的血流动力学改变。
5. 比较风湿性心内膜炎与细菌性心内膜炎形态上的区别及相互关系。
6. 了解亚急性和急性细菌性心内膜炎的形态特点。

【心脏标本观察方法】

大体标本，肉眼观察心脏的大小、形状、重量及心外膜的色泽及光滑度。切开心脏，观察心腔是否扩张，心肌厚度、硬度及色泽，有无梗死。出血和瘢痕。心内膜是否光滑，其下有无出血点。各瓣膜的周径有无改变，有无水肿、增厚或变硬，有无赘生物，其赘生物的数量、大小、形状、颜色与排列如何。腱索有无缩短、增粗或融合，乳头肌有无肥大。心腔内有无血栓附着，房间隔、卵圆孔是否闭锁，室间隔是否缺损。

注：正常心脏呈前后略扁的圆锥形，大小和本人拳头相似。重量为男 270g，女 240g，心内、外膜光滑，左室壁厚 0.9～1.0cm，右室壁厚 0.3～0.4cm（不包括肉柱和外膜）。二尖瓣周径 10cm，三尖瓣周径 11cm，主动脉瓣周径 7.5cm，肺动脉瓣周径 8.5cm，瓣膜菲薄，腱索细长，富有弹性。

【实验内容】

大体标本	病理切片标本
（1）急性风湿性心内膜炎	（1）风湿性心肌炎
（2）慢性风湿性心瓣膜病（二尖瓣病变）	（2）动脉粥样硬化
（3）亚急性细菌性心内膜炎	（3）脾中央动脉玻璃样变性
（4）动脉粥样硬化	（4）原发性颗粒性固缩肾

大体标本	病理切片标本
（5）冠状动脉粥样硬化伴心肌梗死	（5）病毒性心肌炎
（6）高血压心脏病	
（7）原发性颗粒性固缩肾	
（8）脑出血	

1．大体标本

（1）急性风湿性心内膜炎（acute rheumatic endocarditis）

病变特点：心脏标本。在二尖瓣（或主动脉瓣）闭锁缘上有一排粟粒大小的灰白色半透明的赘生物，附着较牢固，不易脱落，二尖瓣略增厚。

问题：

① 该赘生物是如何形成的？其发生发展结局如何？

② 患者可有哪些临床表现？

（2）慢性风湿性心瓣膜病（二尖瓣病变）（chronic rheumatic myocarditis）

病变特点：二尖瓣增厚变形，无光泽，质较硬，无弹性。有些标本瓣叶联合处相互粘连，二尖瓣口径变小，即为二尖瓣狭窄。如不剪开二尖瓣从左心房往下看，可见二尖瓣口径高度狭窄，呈鱼口状裂隙。部分标本二尖瓣的腱索融合，明显增粗、缩短，瓣叶间粘连，将瓣叶往下拉，此即为二尖瓣关闭不全。左心房及左心室均有一定程度的扩张（肉柱变扁平）。

问题：

① 急性风湿性心内膜炎与慢性风湿病两者的发生发展关系？

② 该患者可出现哪些血流动力学改变？临床表现如何？

（3）亚急性细菌性心内膜炎（subacute infective endocarditis）

病变特点：二尖瓣或主动脉瓣瓣膜增厚、变硬，其上附有黄褐色或灰褐色赘生物，大小中等，质较松脆，表层易脱落，基底与瓣膜连接。瓣膜有轻至中度增厚、纤维化等变化，瓣膜可有破溃。有的标本可有心室肌肥厚及心腔扩张。

问题：比较急性风湿性心内膜炎瓣膜赘生物与亚急性细菌性心内膜炎赘生物有何不同？

（4）动脉粥样硬化（atherosclerosis）

病变特点：动脉内膜面可见长短不一、灰黄色条纹及斑点状病变，微向表面隆起，病灶间内膜较光滑，此为粥样硬化早期病变，即脂纹期；有的标本内膜上散在分布大小不等的灰白色蜡滴状突起的斑块，系脂质沉积和纤维组织增生所致，为纤维斑块期；部分标本内膜上斑块破溃形成粥样溃疡或钙盐（灰白色），此即粥样斑块期。

问题：动脉粥样硬化的好发部位有哪些？继发性改变是什么？

（5）冠状动脉粥样硬化伴心肌梗死（coronary atherosclerosis and myocardial infarction）

病变特点：冠状动脉左前降支，特别是接近于开口处的内膜面可见灰黄色斑块，管腔显著狭窄。有时硬化的冠状动脉腔内见血栓形成，使管腔完全堵塞。左室前壁或室间隔前

2/3 可见梗死灶，梗死灶大小不一，形状不规则，无光泽。大部分标本梗死灶陈旧，已纤维化而呈灰白色，部分标本因同时伴有出血而呈暗红或紫褐色。有的标本上可见梗死心肌变薄处向外膨出形成"室壁瘤"，内有附壁血栓。少数标本见梗死处心肌因壁薄、质软而穿破（心脏破裂）。

问题：心肌梗死的好发部位在哪？心肌梗死患者的临床表现如何？

（6）高血压心脏病

病变特点：心脏体积明显增大，重量增加，左心室壁明显增厚，乳头肌及肉柱变粗。部分标本显示左心室心肌肥厚，但心腔不扩张（称向心性肥大），说明心脏尚处在代偿阶段。部分标本除显著的左心室壁肥厚外，心腔亦扩张，表现为心尖钝圆（称离心性肥大），乳头肌变扁，二尖瓣、主动脉瓣环周径变大，示心脏已失去代偿功能。

问题：何为心脏的向心性肥大和离心性肥大？如何判断？

（7）原发性颗粒性固缩肾（hypertensive heart disease）

病变特点：肾脏体积缩小，重量减轻，表面见均匀一致的细颗粒状小突起。切面皮质变薄，皮髓质分界不清，肾小动脉壁厚而硬，呈鱼口状开裂。肾盂周围有脂肪组织填充。

问题：

① 固缩肾还可见于哪些疾病？

② 患者可出现哪些临床表现？如何解释？

（8）脑出血（hemorrhage of brain）

病变特点：大脑切面。有大范围出血，形成血肿，该处脑组织被破坏形成不规则囊腔，内为血凝块。有的标本可见血液穿破侧脑室，脑室内亦有血凝块。

问题：原发性高血压性脑出血好发部位是哪？为什么？

2. 病理切片标本

（1）风湿性心肌炎（rheumatic myocarditis）

低倍镜观察：辨认心壁三层结构（心内膜、心肌层及心外膜）。心肌间质充血水肿，心肌纤维排列疏松。间质可见大小不等、梭形或不规则形风湿小体，多位于小血管附近。

4-5-1

高倍镜观察：风湿小体（Aschoff body，又称风湿性肉芽肿），主要由风湿细胞（即Aschoff cell）及少量淋巴细胞、成纤维细胞组成。风湿细胞体积大，细胞质嗜碱性，核大，呈卵圆形、空泡状，核膜厚，染色质常凝集于核中央，伸出细丝与核膜相连，故典型者呈毛虫状（纵切面）或枭眼状（横切面），有的小体内尚可见到纤维素样坏死物质。风湿小体最外层有少量淋巴细胞、巨噬细胞及浆细胞浸润。注意较晚期的风湿小体，风湿细胞呈梭形，胶原增多，趋向纤维化。

诊断要点：心肌间质形成特征性的风湿小体。

问题：

① 风湿细胞的来源是什么？风湿小体的结局是什么？细胞成分发生什么变化？

② 风湿性心肌炎患者的临床表现有哪些？

（2）动脉粥样硬化（atherosclerosis）

4-5-2

低倍镜观察：动脉标本。动脉横切面，病变主要位于主动脉内膜层，内膜显示局限性增厚,形成半月形或不规则形突起。

高倍镜观察:脂纹期斑块可见内膜下有大量泡沫细胞沉积,细胞呈圆形或椭圆形,细胞质呈泡沫状;粥样斑块者,斑块由大量均匀红染、无结构物质构成,可伴有钙盐沉积,内杂一些无固定排列方向的斜方形、菱形或针状空隙(系胆固醇结晶被溶解),斑块表面结缔组织增生并发生玻璃样变性。斑块底部及周缘可见泡沫细胞和炎症细胞浸润。部分标本可见动脉中膜肌层不同程度萎缩,外膜疏松,有少量淋巴细胞浸润。

诊断要点:① 内膜表面纤维组织增生,发生玻璃样变性;② 内膜深层为大量坏死物,并可见胆固醇结晶;③ 内膜底部和边缘可有纤维组织增生,外周可见少量泡沫细胞;④ 中膜不同程度受压萎缩。

(3) 脾中央动脉玻璃样变性(hyaline degeneration of splenic artery)

4-5-3

低倍镜观察:系脾脏组织。脾基本结构可辨认,脾被膜明显增厚,脾小体体积变小,白髓中央动脉管壁显著增厚,呈均质红染,甚至管腔完全闭塞。

高倍镜观察:脾中央动脉内皮细胞下出现均质红染无结构物质(即玻璃样变性)。内皮细胞及平滑肌细胞不同程度地减少,脾中央动脉管腔狭窄。

诊断要点:动脉内皮细胞下出现均质红染无结构物质。

问题:

① 玻璃样变性有哪几种类型?

② 脾动脉玻璃样变性是怎样形成的? 对机体有何影响?

(4) 原发性颗粒性固缩肾(primary granular atrophy of kidney)

4-5-4

低倍镜观察:系肾组织。肾入球动脉(细动脉)玻璃样变性,管壁增厚,管腔狭窄。其旁肾小球纤维化、玻璃样变性,所属肾小管萎缩或消失。部分肾小球体积增大,肾小管扩张,间质纤维组织增生和淋巴细胞浸润。

高倍镜观察:肾入球动脉(细动脉)玻璃样变性,呈均质红染状,管壁增厚,管腔狭窄。介于皮髓质交界处的弓形动脉及皮质内小叶间动脉(即小动脉)内膜纤维增生,管壁增厚。部分肾小球纤维化、玻璃样变性,邻近肾小管萎缩或消失。部分肾小球体积增大,肾小管扩张,而上皮细胞仍完整,间质纤维组织增生和淋巴细胞浸润。

诊断要点:肾小动脉内膜增厚;部分肾小球及入球小动脉玻璃样变性;健存肾小球部分代偿性肥大,所属肾小管扩张。

问题:

① 该病变属于适应类型中的萎缩吗? 为什么?

② 此类患者的临床表现如何?

③ 原发性高血压还可导致哪些器官的损害?

(5) 病毒性心肌炎(viral myocarditis)

4-5-5

低倍镜观察:系心肌组织。心肌间质内弥漫性炎症细胞浸润,部分心肌细胞坏死。

高倍镜观察:炎症细胞以淋巴细胞和巨噬细胞浸润为主,病变区可见心肌细胞坏死消失。

诊断要点:心肌细胞坏死;心肌间质内以弥漫性淋巴细胞为主的炎症细胞浸润。

【病例讨论】

病例一

【病史摘要】

女性，27 岁。

病史：患者幼时扁桃体经常发炎，伴有发热。13 岁时出现两膝关节红肿疼痛，以后肩关节、髋关节及踝关节相继出现肿痛，反复发作。当时医院检查结果为，抗链球菌溶血素"O"升高，血沉加快，2 周后出现心悸，经治疗有所好转。之后这些症状反复出现。7 年前开始感觉劳动后心悸气促明显，出现下肢水肿、少尿，反复发作。近 2 周症状加剧，出现夜间端坐呼吸，不能平卧，并有咽痛，轻度咳嗽，咳粉红色泡沫痰，腹胀，肝区隐痛而就诊。

查体：半卧位，两颊暗红，发绀。体温 38.5℃，脉搏 120 次/min，呼吸 35 次/min，血压 14/8kPa(105/60mmHg)。双下肢有凹陷性水肿，颈静脉怒张，咽充血，两肺背部可闻及湿啰音，心界扩大，心尖部可闻及粗糙的收缩期吹风样杂音和舒张期雷鸣样杂音。腹部膨隆，有移动性浊音。肝在锁骨中线处肋下 4cm，有叩击痛，脾在肋下 2cm。

入院后经强心利尿等治疗，水肿部分消退，症状稍好转。入院第 3 天起体温升高，咳嗽气促加剧，痰略带脓性，虽经积极治疗，抢救无效，最终死亡。

【尸检摘要】

女尸，身长 168cm，背部明显尸斑，下肢有轻度凹陷性水肿，腹部稍膨隆。

胸腔：淡黄澄清液体 380ml。

肺：双肺暗红色，切开时有粉红色泡沫状液体流出。双肺下叶有散在分布的如绿豆至黄豆大小的灰黄色实变病灶。镜下可见两肺弥漫性肺泡壁毛细血管及小静脉扩张充盈，并有纤维组织增生；肺泡腔内有淡红色均质液体，其间有大小不等之气泡、红细胞以及含有棕黄色颗粒之巨噬细胞。灰黄色病灶处可见部分细支气管腔及周围肺泡腔内大量中性粒细胞渗出。

心脏：心脏增大，重 410g。二尖瓣肿胀增厚变形，显示明显狭窄及关闭不全；镜下瓣膜组织内可见不典型风湿小体。心包腔内有淡黄色澄清液体 200ml。

腹腔：内有淡黄色澄清液体 1500ml。

肝：重 2150g，表面暗红，包膜紧张。切面呈弥漫性红黄相间。镜下可见中央静脉及其周围血窦扩大充盈，肝板变薄，部分扩张的肝血窦与相邻肝小叶相通。小叶周边部肝细胞细胞质内有大小不等之圆形空泡，偶见个别肝细胞核被挤至一侧。

脾：重 350g。包膜紧张，表面及切面呈暗红色。镜下可见脾窦扩张，充满血液，间质纤维组织增生。

肾：各重 170g，包膜紧张，切面稍隆起，边缘外翻。

【讨论】

1. 试推测肾脏镜检可能发现的病理变化。

2. 试做出各脏器的病理诊断。

3. 各种临床症状及体征是怎样发生的? 病理基础是什么?

4. 分析患者的主要疾病及死亡原因。

病例二

【病史摘要】

男性,57 岁。

病史:患者患高血压 30 多年,近 5 年来经常头痛,头晕,眼花,血压波动在 24.6/13.3~26.6/14.6 kPa(185/100~200/110mmHg)。半年前开始双下肢麻木,腿部肌肉萎缩,走路多时疼痛,跛行,休息后缓解。1 天前饮酒后,突然头痛,眼花,失语,昏迷,右半身瘫痪,口歪向左侧,大小便失禁。当地诊所诊断为脑血栓。

查体:血压 25.3/14.6 kPa (190/110mmHg),心率 90 次/min,体温 37℃,呼吸 25 次/min。体胖,腹围 122cm,昏迷,呼吸缓而深,口歪向左侧,右半身弛缓性瘫痪,双 Babinski 反射阳性,右侧生理反射亢进。双下肢萎缩变细,尤以右下肢明显。心尖冲动增强,搏动范围扩大。

眼底检查:视网膜中央动脉变细,呈银丝状,反光增强,动静脉交叉压迫现象,视神经盘水肿。

X 线检查:左心界扩大,主动脉弓突出。

脑 CT 检查:左侧内囊区出血。

尿常规检查:尿蛋白(＋)。

诊断:脑出血。

【讨论】

1. 此患者有哪些病变?

2. 此患者的临床表现及实验室检查阳性表现的病变基础是什么?

3. 此患者的结局如何?

病例三

【病史摘要】

女性,64 岁。

病史:患者近 10 年来经常头痛、腰痛、眼花,血压 24.6/14.0 kPa (185/105mmHg)。8 年前开始出现记忆力下降,感胸骨后疼痛伴压迫感,多于劳累或餐后发作,每次持续 3~5min,休息后缓解。2 个月前,疼痛渐频繁,且休息时也发作。12 小时前,于睡眠梦中突感心前区剧痛,并向左肩部、臂部放射,伴大汗、呼吸困难,咳出少量粉红色泡沫状痰液,急诊入院。

查体:体温 37.8℃,心率 102 次/min,血压 10.6/5.3 kPa (80/40mmHg)。呼吸急促,口唇及甲床发绀,皮肤湿冷,颈静脉稍充盈。双肺底部可闻及湿啰音。心界向左扩大,心音弱。

心电图检查:V1~V5 导联有异常 Q 波、ST 段抬高(V1~V3 超过 0.3mv,V4~V5 超过 0.1mv)。

实验室检查:白细胞计数 16×10^9/L,中性粒细胞百分比 89%,乳酸脱氢酶 680U(225~540U);尿蛋白(＋),血清尿素氮 8.9mmol/L,CO_2 结合力 16.0mmol/L。

入院后第 3 天在床上解大便时突然死亡。

诊断：① 高血压；② 脑出血。

【尸检摘要】

死者身长 156cm,腹壁脂肪厚度 5.5 cm,胸壁脂肪厚度 3.1cm。

心脏：心重 380g,心包腔内积血 80ml 及凝血块 50g,心外膜脂肪增多。左心室前壁及心尖部心肌变软。左心室游离壁厚度 1.4cm,右心室壁厚度 0.3cm。左冠状动脉主干管壁增厚,前降支从起始处至 2.5cm 外管壁增厚较明显,管腔狭窄Ⅱ～Ⅲ级,局部有血栓形成。镜下可见心肌间质内可见红细胞、炎症细胞及较多的结缔组织,心肌纤维肿胀或呈波浪状改变,肌浆内可见颗粒状物和不规则横带,肌核不清或消失。冠状动脉内膜增厚和管腔变小。

主动脉：主动脉,尤其是腹主动脉有散在分布的灰黄色或灰白色隆起。

肺：双肺重 1412g,膨胀明显。表面及切面呈暗红色,切面流出血性泡沫状液体。镜下可见肺间质及肺泡壁毛细血管扩张,肺泡腔内有粉红色液体。

肾：双肾对称性体积缩小,重量减轻,表面呈细颗粒状,皮髓质界限较清,被膜易剥。镜下可见肾小球附近之入球动脉(细动脉)玻璃样变性,管壁增厚。弓形动脉及小叶间动脉(即小动脉)内膜纤维增生,呈洋葱皮样,管壁增厚,管腔变窄。

肝：重 1404g,表面光滑,呈淡黄色。镜下可见肝小叶中央区肝细胞细胞质内有大小不等之圆形空泡。

脑：重 1859g。脑沟变宽,脑基底动脉环、大脑中等动脉有局灶性黄色斑块,触摸有硬结感。镜下可见血管壁增厚,脑实质内有点状或小灶状淡染区。

诊断：① 窦性心动过速；② 急性广泛前壁心肌梗死。

【讨论】

1. 此患者有哪些病变？死因是什么？

2. 患者临床症状及体征的病理学基础是什么？

3. 本例主要病变与高血压有何关系？

【实验报告内容】

1. 绘动脉粥样硬化低倍镜图,并简要描述病变特征。

2. 绘风湿小体的高倍镜图,并描述结构组分。

【思考题】

1. 良性原发性高血压时,动脉及心脏、脑、肾的病理变化有哪些？

2. 风湿病是与 A 组β溶血性链球菌感染有关的变态反应性疾病的证据有哪些？ 如何预防？

3. 风湿性心内膜炎与感染性心内膜炎有何区别？

4. 慢性心瓣膜病、高血压心脏病、冠心病和肺心病时心脏的病变特点如何？ 它们各自产生的血流动力学改变的机制如何？

第6章 呼吸系统疾病
（Respiratory System Diseases）

【本章概述】

本章主要介绍肺炎、慢性阻塞性肺疾病、慢性肺源性心脏病、硅肺、肺癌的病变特点及临床病理联系。要求重点掌握大叶性肺炎、小叶性肺炎的病变特点及两者的鉴别点，阻塞性肺气肿、硅肺和肺癌的病变特点。

【实验目的】

1. 掌握大叶性肺炎、小叶性肺炎及间质性肺炎的病变特点及临床病理联系。

2. 掌握慢性支气管炎、支气管扩张、肺气肿和肺心病的病变特点及临床病理联系。

3. 熟悉硅肺和肺癌的病变特点。

【呼吸系统标本观察方法】

肉眼观察时识别左、右肺，胸膜是否有增厚、粘连和渗出等；切面注意支气管分布、粗细和腔面情况，肺实质有无实变或新生物。正常肺组织呈海绵状，支气管由肺门到肺边缘由粗渐变细，近胸膜处肉眼已不能看见。肺内如有灶性改变，应注意其大小、形态、分布、结构、色泽及与支气管的联系等。肺门淋巴结有无变化，气管、支气管的位置及分支是否正常，黏膜是否光滑，颜色及厚度是否正常，管腔有无狭窄及扩张，其腔内有无分泌物或渗出物、新生物、血块和异物等。

肺组织切片观察肺的一般结构，支气管及血管的状态，病变的大致结构与分布，以及与支气管的关系，观察病变的性质、特征等。

【实验内容】

大体标本	病理切片标本
（1）大叶性肺炎	（1）大叶性肺炎（实变期）
（2）小叶性肺炎	（2）小叶性肺炎
（3）慢性阻塞性肺气肿	（3）间质性肺炎
（4）间质性肺气肿	（4）慢性支气管炎
（5）支气管扩张症	（5）慢性阻塞性肺气肿
（6）慢性肺源性心脏病	（6）小细胞肺癌
（7）肺癌（中央型）	（7）硅肺
（8）肺癌（周围型）	
（9）硅肺	

1. 大体标本

（1）大叶性肺炎（lobar pneumonia）

病变特点：肺体积增大饱满，切面灰黄色，质实如肝，有微细颗粒状突起，胸膜表面有少量纤维素渗出物。

问题：

① 切面微细颗粒状突起物是什么？

② 通过上述病变，如何解释此类患者的胸部体征？

（2）小叶性肺炎（lobular pneumonia）

病变特点：肺表面及切面散在分布不规则的灰黄色或暗红色实变病灶，边界不清，个别区域的病灶似有融合之趋向。切面示支气管黏膜显著充血，腔内充满脓性痰液。胸膜表面光滑，无明显炎性渗出物。

问题：如何从大体上判断肺小叶的轮廓？

（3）慢性阻塞性肺气肿（chronic obstructive pulmonary emphysema）

病变特点：肺体积增大，边缘变钝，质地松软，切面似海绵状。细小支气管及肺泡扩张，有的甚至融合成大泡，整个肺组织有较多或簇状分布的炭墨沉积斑点。

问题：肺大疱的原因和后果是什么？

（4）间质性肺气肿（interstitial emphysema）

病变特点：肺叶膨胀，边缘变钝，肺小叶轮廓清晰，肺间质中可见透亮气泡，部分区域气泡沿着肺间质呈串珠状或有较大的囊状气泡形成。

（5）支气管扩张症（bronchiectasis）

病变特点：肺切面支气管呈囊状或圆柱状扩张，支气管壁增厚，腔面粗糙；扩张小支气管周围肺组织有肺气肿、肺不张或肺炎等病灶。

问题：

① 患者临床上炎症反复发作不易治愈的病理基础是什么？

② 为什么患者会出现咳嗽、咳大量脓痰？

（6）慢性肺源性心脏病（chronic cor pulmonale）

病变特点：心脏体积增大，外观呈球形，右心室壁较正常明显增厚（大于0.5cm），右心室乳头肌及肉柱增粗，右心腔明显扩张，尤以肺动脉圆锥部为明显，各瓣膜无明显异常。

问题：

① 慢性肺心病的常见原因是什么？其发病机制如何？

② 肺心病患者会有哪些临床表现？

（7）肺癌（中央型）（carcinoma of lung，centralized type）

病变特点：肺门部一长圆形肿块，切面灰白粗糙，可见浸润破坏支气管壁，并向管腔突起，使得管腔狭窄及堵塞，与周围肺组织分界不清。有的标本可见肺门淋巴结肿大。

8. 肺癌（周围型）（carcinoma of lung，peripheral type）

病变特点：肺上叶可见一圆形增生物，灰白色，边界相对清楚，无包膜，中心可见出血和坏死。有的标本可见灰白色肿块侵及胸膜。

问题：

① 从标本观察分析，中央型和周围型肺癌哪种的临床症状出现早？哪种易确诊？

② 肺癌患者可出现的临床表现有哪些？

（9）硅肺（silicosis）

病变特点：大部肺组织已纤维化，呈灰白色云雾状，质地致密，在此背景上，散在分布着大量针头大小的灰白色半透明小点（硅结节），余肺呈气肿状。肺门淋巴结也有上述灰白色小点，个别标本存在结核病变，空洞形成，胸膜弥漫性增厚、纤维化。

问题：硅肺患者有哪些临床表现？常见并发症有哪些？

2. 病理切片标本

（1）大叶性肺炎（实变期）（lobar pneumonia）

低倍镜观察：肺组织固有结构存在，肺泡内充满炎性渗出物。

4-6-1

高倍镜观察：肺泡腔内充满中性粒细胞和纤维素（呈粉红色细丝状）、巨噬细胞、少量红细胞等渗出物，部分区域可见浆液。肺泡壁毛细血管扩张充血，或受肺泡腔内渗出物压迫呈贫血状。

诊断要点：肺泡腔内有大量纤维素等炎性渗出物。

问题：

① 肺组织的结构是否被破坏？

② 肺泡腔内的渗出物结局如何？

4-6-2

（2）小叶性肺炎（lobular pneumonia）

低倍镜观察：肺组织。肺组织内血管扩张充血，可见散在分布的支气管炎性病变。

高倍镜观察：细支气管腔内有大量中性粒细胞和脱落上皮细胞，管壁有中性粒细胞等浸润。周围肺泡腔内可见浆液、中性粒细胞和红细胞。病灶周围可见代偿性肺过度充气。

诊断要点：病变以肺小叶为单位；以细支气管为中心的化脓性炎症。

问题：

① 小叶性肺炎属于哪种类型的炎症？从镜下病变分析其结局如何？

② 从病变特点方面列举大叶性肺炎和小叶性肺炎的区别。

（3）间质性肺炎（interstitial pneumonia）

低倍镜观察：肺组织。肺泡壁及间质明显增宽。

高倍镜观察：组织致密，肺泡壁及间质明显增宽，其中毛细血管和小血管

4-6-3

扩张充血，间质内有巨噬细胞、淋巴细胞及少量中性粒细胞浸润，并有水肿及纤维细胞增生。肺泡腔大多开放，部分腔较狭小，腔内有巨噬细胞及水肿液，亦见少量淋巴细胞和中性粒细胞。支气管上皮常有脱落。

诊断要点：肺间质充血水肿，肺泡腔内渗出物较少；肺间质有以淋巴细胞为主的炎症细胞浸润。

（4）慢性支气管炎（chronic bronchitis）

低倍镜：肺固有结构尚存，细小支气管壁增厚，管腔内分泌物潴留。

4-6-4

高倍镜：黏膜层上皮细胞坏死、部分脱落，并可见鳞状上皮化生，黏膜固有层血管扩张充血，淋巴细胞、巨噬细胞和浆细胞浸润；黏膜下层腺体增生及浆液腺发生黏液腺化生，腺体分泌亢进；管壁各层血管扩张充血，慢性炎症细胞浸润。

诊断要点：支气管壁黏膜上皮坏死脱落，鳞状上皮化生；黏液腺增生、肥大；支气管壁各

层慢性炎症细胞浸润。

（5）慢性阻塞性肺气肿（chronic obstructive pulmonary emphysema）

低倍镜观察：部分肺泡管、肺泡囊以及肺泡腔明显扩张呈囊状，细小支气管壁增厚。

4-6-5

高倍镜观察：肺泡间隔变薄，断裂，肺泡相互融合形成囊状结构。肺泡壁毛细血管数量减少，细小支气管壁可见大量淋巴细胞及巨噬细胞等浸润。

诊断要点：肺泡扩张融合，肺泡间隔断裂；细小支气管慢性炎症改变。

（6）小细胞肺癌（small cell carcinoma of lung）

低倍镜观察：肺组织大部分区域被癌组织浸润，癌细胞呈巢状或片状排列。

4-6-6

高倍镜观察：癌细胞体积较小，呈短梭形或淋巴细胞样，有些细胞呈多角形，细胞质少，成裸核。典型的细胞常一端稍尖，一端较粗，形似燕麦。癌细胞密集成群，由结缔组织加以分隔，部分区域可见癌细胞围绕小血管排列，形成假菊形团样结构。

诊断要点：肺组织内可见浸润性生长的恶性肿瘤细胞；肿瘤细胞体积小，细胞质少，并呈巢状排列，部分细胞呈燕麦状。

问题：

① 此型肺癌的起源及临床特点是什么？

② 此型肿瘤细胞大小较为一致，能否认为其分化较好？

4-6-7

（7）硅肺（silicosis）

低倍镜观察：肺组织中有大小不等的硅结节及弥漫性肺间质纤维化。

高倍镜观察：硅结节主要由增生的胶原纤维组成，呈同心圆状排列，似洋葱皮样结构，有的已发生玻璃样变性，其中央有时可见到残留的小血管，结节边缘可见较多的成纤维细胞、巨噬细胞等。

诊断要点：肺组织内可见大小不一的硅结节和弥漫性的肺间质纤维化。

【病例讨论】

病例一

【病史摘要】

女性，65岁。

病史：患者15年前感冒后发热，咳嗽，咳脓痰。以后每逢冬春季节常咳嗽，咳白色泡沫痰。3年来，在劳动或爬坡后常感心悸、呼吸困难。2年前开始反复出现下肢凹陷性水肿。2个月前受凉后发热，咳嗽加重，咳脓痰，心悸气促加剧，并出现腹胀，不能平卧，急诊入院。

查体：体温37.6℃，脉搏102次/min，呼吸30次/min，血压13.5/10.5kPa（101/79mmHg）。慢性病容，端坐呼吸，口唇及皮肤明显发绀。颈静脉怒张，桶状胸，叩诊呈过清音，双肺散在干湿啰音。心率102次/min，心律齐。腹部膨隆，大量腹水征，肝在肋下7.8cm，较硬，双下肢凹陷性水肿。

入院后抢救无效死亡。

【尸检摘要】

左、右侧胸腔积液各 250ml,腹腔积液 1500ml,呈淡黄色透明状,密度 1.012g/cm³。

双肺:各重 760g,体积增大,极度充气膨胀。切面见双肺散在分布实变病灶,呈灰白色,以双肺下叶为重。镜下可见双肺末梢肺组织过度充气、扩张,肺泡壁变薄,部分肺泡壁断裂。支气管黏膜上皮内杯状细胞增多,部分呈鳞状上皮化生,管壁黏液腺增生、肥大,管壁软骨灶性钙化及纤维化,纤维组织增生,淋巴细胞和少量中性粒细胞浸润。实变病灶内可见细支气管管腔及周围肺泡腔内有大量中性粒细胞、部分坏死脱落的上皮细胞及浆液等。

心脏:重 350g,右心室壁厚 0.55cm,右心腔明显扩张,肉柱及乳头肌增粗变扁,肺动脉圆锥状膨隆,左心及各瓣膜未见明显病变。

淤血性肝硬化。其他脏器广泛淤血,实质细胞变性。

【讨论】

1. 根据临床和病理资料,做出病理诊断,并说明诊断依据。

2. 说明该患者疾病的发生发展过程。

3. 请用病理改变解释死者生前的症状和体征。

病例二

【病史摘要】

男性,4 岁。

病史:患者发热、咳嗽、咳痰 10 余天,近 2 天加重,并出现哮喘。

查体:体温 39.6℃,脉搏 162 次/min,呼吸 30 次/min。患儿精神萎靡,面色苍白,口唇发绀,呼吸急促,鼻翼扇动,双瞳孔等大等圆。颈软,双肺散在中小水泡音,心音钝,心律齐。

血常规检查:白细胞计数 21×10⁹/L,中性粒细胞百分比 80%,淋巴细胞百分比 16%。

X 线检查:左、右肺下叶可见灶状阴影。

诊断:小叶性肺炎,心力衰竭。

入院后曾肌内注射青霉素、链霉素,静脉输入红霉素等,病情逐渐加重,治疗无效死亡。

【尸检摘要】

左、右肺下叶背部散在分布实变区,切面可见粟粒至蚕豆大小不等的灰黄色病灶散在分布。镜下可见细支气管壁充血水肿并有中性粒细胞浸润,管腔内充满大量中性粒细胞及脱落的上皮细胞,其周围肺泡腔内可见浆液和炎症细胞。

【讨论】

1. 临床诊断是否正确?依据是什么?

2. 患者的死因是什么?

【实验报告内容】

1. 绘大叶性肺炎高倍镜图,并描述病变特征。

2. 绘硅肺低倍镜图。

【思考题】

1. 肺炎有哪几种？着重讨论大、小叶性肺炎的病理变化及其发生发展。

2. 融合性小叶性肺炎累及整个肺叶时能否称为大叶性肺炎？为什么？

3. 大叶性肺炎患者为什么会咳嗽,并咳铁锈色痰？为什么患者在发热、呼吸困难减轻时,咳痰量反而增加？

4. 通过这次实习能否归纳出肺源性心脏病的常见肺部原因,以及引起肺动脉高压的机制？

5. 硅结节是不是肉芽肿？与异物肉芽肿有何区别？

6. 肺癌中的哪一类型预后最差？

第7章 消化系统疾病
(Digestive System Diseases)

【本章概述】

本章主要介绍慢性胃炎、消化性溃疡、病毒性肝炎、门脉性肝硬化、食管癌、胃癌、肠癌及肝癌的病变特点和临床病理联系。要求重点掌握消化性溃疡、病毒性肝炎、肝硬化和消化系统四大肿瘤的病理变化。

【实验目的】

1. 掌握慢性胃炎、溃疡病的病变特点、并发症及临床病理联系。

2. 掌握病毒性肝炎的基本病变及各型肝炎病变特点,熟悉相关的临床表现。

3. 掌握肝硬化的病变特点,门脉性肝硬化和坏死后性肝硬化的异同。

4. 熟悉消化系统常见肿瘤(食管癌、胃癌、肝癌和肠癌)的病变特点、病变类型及扩散方式。

【消化系统标本观察方法】

1. 消化管的观察方法

(1)肉眼观察

消化管为空腔器官,包括食管、胃、小肠及大肠。首先确定其部位,再观其外形及大小(如胃则要识别胃大弯、小弯、幽门端、贲门端及前后壁)。标本切开,胃一般沿大弯切,肠沿肠系膜附着处剪开。由表及里观察浆膜、肌层及黏膜:浆膜颜色和光泽,有无渗出物覆盖及增厚,与相邻器官有无粘连;黏膜面颜色、厚度,有无充血、出血、坏死、溃疡、假膜及包块,并注意其大小、形状。若标本带有淋巴结,则注意其数量、大小、硬度、颜色及切面改变。

(2)显微镜观察

消化管壁各层有无变性、坏死、充血、出血、渗出、增生及其他异常,有无溃疡,溃疡深度、底及边缘的改变;若有肿瘤,要注意其形态特点,有无浸润及浸润深度,淋巴结有无转移癌。

2. 肝脏的观察方法

(1)肉眼观察

正常肝脏呈红褐色,表面光滑,平均大小 25cm×14cm×12cm,平均重量 1300~1500g。边缘较圆钝。观察时注意肝脏颜色,体积增大还是缩小(增大时包膜紧张,边缘变钝;缩小时包膜皱缩,边缘变锐)。包膜有无渗出物、增厚或粘连,表面是否呈结节状,结节数量、大小、颜色,分布是弥漫或是局限,结节间宽窄如何。切面结构是否正常,有无充血、出血、坏死、囊腔或结节。

(2)显微镜观察

正常肝小叶切片可见小叶结构,小叶中心有中央静脉,肝细胞索围绕中央静脉呈放射状排列,肝细胞索间为肝窦。小叶间可见汇管区及其内的小叶间动、静脉和小叶间胆管。观察肝切片时注意小叶结构是否存在,排列是否紊乱,肝细胞有无变性坏死、增生或癌变,有无淤胆及炎性渗出物。胆管有无增生扩张,结缔组织有无增生。

【实验内容】

大体标本	病理切片标本
(1) 慢性胃溃疡	(1) 慢性萎缩性胃炎
(2) 急性重型肝炎	(2) 慢性胃溃疡
(3) 亚急性重型肝炎	(3) 急性重型肝炎
(4) 门脉性肝硬化	(4) 亚急性重型肝炎
(5) 坏死后性肝硬化	(5) 肝硬化
(6) 食管静脉曲张	(6) 胃(肠)腺癌
(7) 慢性淤血性脾肿大	(7) 胃(肠)印戒细胞癌
(8) 胃癌(溃疡型)	(8) 肝细胞肝癌
(9) 胃癌(弥漫浸润型)	
(10) 胃癌(蕈伞型)	
(11) 原发性肝癌(巨块型)	
(12) 原发性肝癌(弥漫型)	

1. 大体标本

(1) 慢性胃溃疡(chronic gastric ulcer)

病变特点:胃标本。胃小弯黏膜面有一边缘清楚的凹陷性缺损,底部干净。周围胃黏膜皱襞呈放射状排列。部分标本溃疡底部的浆膜面有灰白色炎性渗出物。

问题:

① 肉眼观察良性溃疡的特点有哪些?

② 浆膜面出现炎性渗出物的原因是什么?

(2) 急性重型肝炎(acute severe hepatitis)

病变特点:肝脏体积明显缩小,重量减轻,肝包膜皱缩,边缘锐利,切面呈黄褐色,结构模糊。

问题:

① 如为新鲜标本,肝脏质地如何? 为什么?

② 急性重型肝炎可导致哪些后果?

(3) 亚急性重型肝炎(subacute severe hepatitis)

病变特点:肝体积缩小,表面高低不平,表面和切面可见散在分布的芝麻至黄豆大小的灰黄色或黄绿色结节,结节之间肝组织结构不清,呈萎缩状(坏死塌陷所致)。

问题:

① 该标本所见的结节本质是什么?

② 如为活体患者,其预后如何?

(4) 门脉性肝硬化(portal hepatocirrhosis)

病变特点:肝体积缩小,表面凹凸不平,呈颗粒状。切面布满大小较一致的结节,结节直径＜1cm,结节间凹陷处为纤维组织增生。

(5) 坏死后性肝硬化(postnecrotic hepatocirrhosis)

病变特点:肝脏体积缩小,质硬,整个肝脏表面凹凸不平,布满大小不等的圆形结节,结节大小悬殊,部分结节直径＞1cm,边缘锐利,灰黄色。结节之间下陷部分为增生的纤维组织,纤维间隔较宽,且宽窄不一。

问题:

① 肉眼所见结节是否为镜下的一个假小叶?

② 总结门脉性肝硬化和坏死后性肝硬化大体形态上的异同点。

(6) 食管静脉曲张(varicosity of esophageal mucosa)

病变特点:食管标本纵切。食管下端黏膜静脉明显扩张迂曲,突出于黏膜表面。

问题:肝硬化时食管静脉曲张如何发生? 有何危险?

(7) 慢性淤血性脾肿大(chronic congestion of spleen)

病变特点:脾肿大,包膜较厚粗糙,切面暗红色,小梁组织增生,并有散在分布的黄褐色含铁血黄素结节。

问题:

① 引起淤血性脾肿大的常见原因有哪些?

② 脾肿大患者可能出现哪些异常表现?

(8) 胃癌(溃疡型)(carcinoma of stomach, ulcerative type)

病变特点:胃黏膜面见一较大溃疡,边缘不整齐,呈环堤状隆起,底部不光滑,可见污秽坏死组织及炎性渗出物等。

问题:怎样从肉眼上区别良性溃疡与恶性溃疡?

9. 胃癌(弥漫浸润型)(carcinoma of stomach, infiltrative type)

病变特点:胃标本。胃壁弥漫性增厚,黏膜被灰白色癌组织取代,并有浅溃疡形成,癌组织弥漫浸润胃壁全层,胃壁变硬,呈革囊状(革囊胃)。

(10) 胃癌(蕈伞型)(carcinoma of stomach, elevated type)

病变特点:胃标本。黏膜面菜花状肿物突出,切面灰白色,质松脆,表面有出血坏死,该处胃壁已无法辨认。

(11) 原发性肝癌(巨块型)(primary hepatocellular carcinoma, massive type)

病变特点:成人肝脏一块。表面尚光滑。切面见一较大肿物,灰白色,质脆,有出血坏死,周围为正常肝组织。

问题:如肝内肿物生长致肝脏表面明显隆起,可出现什么后果?

(12) 原发性肝癌(弥漫型)(primary hepatocellular carcinoma, diffuse type)

病变特点:成人肝脏一块。切面可见弥漫分布的小米粒到蚕豆大小的形态不规则灰白色结节,结节中心有出血坏死。

问题:肝硬化结节与肝癌结节有何不同?

2．病理切片标本

（1）慢性萎缩性胃炎（chronic atrophic gastritis）

低倍镜观察：胃壁组织切片。黏膜层变薄，间质内大量慢性炎症细胞浸润。

4-7-1

高倍镜观察：胃黏膜变薄，固有层内胃腺呈不同程度萎缩，表现为腺体数量减少、体积变小；胃黏膜上皮有明显肠上皮化生，出现较多分泌黏液之杯状细胞。间质内较多淋巴细胞、浆细胞浸润，甚至可见有生发中心的淋巴小结出现，黏膜下层、肌层未见明显病变。

诊断要点：胃黏膜层变薄，腺体萎缩；间质内慢性炎症细胞浸润。

问题：

① 依此镜下改变推测患者可能有哪些临床表现？

② 该病理变化与胃癌有何关系？

（2）慢性胃溃疡（chronic gastric ulcer）

低倍镜观察：胃黏膜有一凹陷缺损病灶，肌层断裂，此为慢性溃疡。

4-7-2

高倍镜观察：底部从上到下可见四层结构：① 渗出层：见红染的纤维素细丝交织成网状，并有炎症细胞浸润。② 坏死层：为红染无结构的物质。③ 肉芽组织层：幼稚的纤维结缔组织，成纤维细胞、毛细血管较多，少许炎症细胞。可见小动脉内膜增厚，管腔狭窄或有血栓形成。④ 瘢痕组织层：为玻璃样变性的纤维组织。有的标本相邻两层交织在一起，常见为坏死渗出层交织。

诊断要点：胃黏膜局部组织呈凹陷缺损；其底部从上至下可见典型的四层结构。

问题：

① 依此镜下改变推测患者消化性溃疡的并发症有哪些？

② 溃疡的修复包括哪些形式？哪些组织参与了修复？

（3）急性重型肝炎（acute severe hepatitis）

4-7-3

低倍镜观察：肝组织呈现广泛性大片坏死，累及肝小叶大部；肝血窦高度扩张充血，无肝细胞再生结节；小叶内及汇管区较多炎症细胞浸润。

高倍镜观察：肝细胞大片坏死溶解，肝索解离，仅残留零星肝细胞及胆管，无肝细胞再生现象；肝血窦高度扩张充血，巨噬细胞增生肥大；小叶内及汇管区可见较多淋巴细胞和巨噬细胞浸润。

诊断要点：肝细胞广泛性大片坏死；残留肝细胞再生不明显。

（4）亚急性重型肝炎（subacute severe hepatitis）

低倍镜观察：肝组织切片。镜下肝脏正常结构消失，可见肝细胞广泛性坏死及大小不一的再生肝细胞结节。

4-7-4

高倍镜观察：肝细胞呈大片坏死，网状支架塌陷，有大量淋巴细胞和巨噬细胞浸润；残留的小胆管和肝细胞明显增生，增生的肝细胞常聚集成团，形成大小不等的结节（即假小叶）。结节中肝细胞变性坏死，伴毛细胆管扩张淤胆，部分胆管上皮呈索状，并无管腔，为假胆管。间质小胆管增生及大量炎症细胞浸润（淋巴、浆细胞和中性粒细胞）。

诊断要点：肝组织大片坏死及肝细胞结节状再生。

问题：亚急性重症肝炎预后如何？

（5）肝硬化（hepatocirrhosis）

4-7-5

低倍镜观察：肝小叶结构消失，被大小、形状不一的结节——假小叶取代。

高倍镜观察：假小叶特点：① 有明显的小叶界限，小叶外有纤维组织包绕。② 假小叶内肝细胞索排列紊乱，失去正常肝小叶内的放射状排列；小叶内中央静脉多个，偏位或缺如，肝细胞可有变性甚至坏死等改变。③ 小叶间有较多纤维结缔组织，其中有淋巴细胞、巨噬细胞浸润及增生的小胆管。

诊断要点：假小叶取代正常肝小叶。

问题：

① 假小叶如何形成？

② 假小叶内肝细胞变质性改变明显吗？为什么？

（6）胃（肠）腺癌（adenocarcinoma of stomach）

4-7-6

低倍镜观察：胃（肠）组织。一端为正常的胃（肠）结构，层次清楚，腺体大小及排列方向一致。紫蓝色团块结构为腺癌组织。分化好者，癌细胞排列成腺管状，大小不等，形状不一，排列不规则，癌细胞多层排列，极性消失，部分腺体背靠背或共壁。分化差者，癌细胞不形成腺管状而呈实体癌巢，与间质分界清楚。有的标本癌组织已浸润至肌层甚至外膜区域。

高倍镜观察：癌细胞表现出不同程度的异型性，细胞大小不一，形态各异，排列紊乱，核大深染，病理性核分裂象多见。

诊断要点：肿瘤由大小不等、形态不一的腺体组成，呈浸润性生长；细胞有异型性，可见病理性核分裂象。

问题：

① 腺癌的分级如何确定？本标本可定为哪级？

② 本片中哪些属组织结构异型性？哪些属细胞异型性？

4-7-7

（7）胃（肠）印戒细胞癌（signet ring cell carcinoma）

低倍镜：胃（肠）组织。可见胃（肠）壁分层结构，部分区域被浅染细胞和黏液湖所取代。

高倍镜：癌细胞弥漫浸润，可漂浮在黏液湖中，或形成腺样结构；部分癌细胞细胞质内黏液将核推向一侧，形成典型的印戒样外观；间质区可能有纤维化，伴炎症细胞浸润。印戒样肿瘤细胞超过50%，即为印戒细胞癌；如果细胞外黏液较多，伴黏液湖形成，该成分超过50%即诊断为黏液腺癌。

诊断要点：胃壁部分区域被印戒样细胞和黏液湖所取代。

（8）肝细胞肝癌（hepatocellular carcinoma）

低倍镜观察：肝组织。可见肝小叶及门管区结构。紫蓝色深染部分为癌组织。

4-7-8

高倍镜观察：癌细胞呈多边形或不规则形，核大且染色深，细胞异型性明显；细胞排列成宽窄不一的小梁或大小不等的片巢，其间为血窦样结构。癌结节周围肝组织受压萎缩，部分区域可见坏死（粉染无细胞微细结构）和出血。

诊断要点：癌细胞呈团块状、条索状排列，间质血窦丰富；癌细胞呈多边形，细胞质丰富，异型性明显。

问题：根据所学知识，如何鉴别原发性肝癌和肝转移性癌？

【病例讨论】

病例一

【病史摘要】

男性,38岁。

病史:患者进食海产品后出现腹部不适1天,上腹部及脐周疼痛,伴呕吐、腹泻3小时,呕吐物为咖啡色胃内容物,腹泻为水样便,无脓血。既往有胃溃疡病及阑尾炎切除病史。

查体:体温36.8℃,脉搏98次/min,呼吸18次/min,血压13.3/9.3kPa(100/70mmHg)。腹平坦,腹式呼吸存在,未见肠形及蠕动波,上腹部及脐周压痛,无反跳痛及肌紧张,肝脾未触及,移动性浊音阴性,肠鸣音存在,6~7次/min。

患者入院后排稀水便两次,每次量超过200ml,经抗炎补液治疗后未见好转。治疗中上腹部疼痛突然加重,并遍及全腹,血压下降为9.3/6.7kPa(70/50mmHg),心率为120次/min,全腹压痛,反跳痛及肌紧张,移动性浊音阳性,腹腔穿刺可见黄色液体。腹部平片可见双侧膈下游离气体。准备手术过程中患者突然呼吸心搏骤停,抢救无效死亡。

【尸检摘要】

大体检查:腹腔可见大量黄绿色浑浊液体,共计1250ml。双侧膈肌位于第4、5肋间,肝脏下缘位于剑突下2.5cm,大网膜可见散在分布的黄白色脓性渗出物,肠管浆膜面可见脓苔并粘连,部分肠管呈暗红色。右侧手术瘢痕处大网膜组织轻度粘连。小弯侧胃窦部胃壁可见一直径约1cm的圆形穿孔,边缘整齐。胰腺周围与十二指肠轻度粘连。

显微镜检查:穿孔处胃壁可见大量坏死渗出物、肉芽组织、纤维组织增生及瘢痕形成;浆膜亦可见大量纤维素及中性粒细胞渗出。网膜组织内可见大量中性粒细胞浸润。

【讨论】

1. 简述患者的死亡原因及发生机制。

2. 简述疾病的发生、发展过程。

病例二

【病史摘要】

男性,57岁。

病史:患者肝大4年余,不规则发热、明显消瘦3个月。4年前发现肝大,经常感乏力,肝区隐痛,食欲缺乏,肝功能检查GPT反复增高。经休息和治疗好转,如此经常反复发作。3个月以来有不规则发热,腹胀,下肢水肿,皮肤和巩膜黄染,恶心,厌食,乏力,明显消瘦。近日来咳嗽、腹胀加重,大便色暗红,尿量减少。

查体:面容灰暗,双目巩膜黄染,高度消瘦,左肩、上胸部有多数出血点,腹大如鼓,腹壁静脉怒张,肝肋缘下7cm,脾肋缘下2cm,两下肢呈凹陷性水肿。

实验室检查:白细胞计数2.9×10^9/L,中性粒细胞百分比68%,红细胞计数

3.10×10^{12}/L,血红蛋白 70g/L,GPT 2800U/g,血清总蛋白 52.3g/L,白蛋白 21g/L,球蛋白 31.3g/L。

X 线检查：两肺有多处散在分布的圆形病灶,边界清楚。

入院后经治疗,病情曾有短暂好转,但很快又进行性恶化,腹胀日益明显,诉右上腹疼痛,呈明显恶病质,吐出咖啡色液体两次共约 500ml,有血性稀便。

【尸检摘要】

全身消瘦,黄疸,腹部膨隆,下肢水肿。

腹腔内有草黄色液体 1000ml,肠系膜、大网膜及壁腹膜上有多数绿豆至黄豆大小的白色结节。肠腔和胃内可见大量咖啡色液体。

肝：重 1800g,大小为 25cm×16cm×8cm,表面及切面布满米粒或黄豆大小的结节,并见散在分布的更大的灰黄色结节(从豌豆到樱桃大),有的中心出现坏死,肝质地坚硬,切之有阻力。镜下可见正常小叶结构消失,代之以多数肝细胞结节,其中肝细胞排列紊乱,中央静脉缺如或偏位,结节外有狭窄的结缔组织包绕。肉眼观更大的灰黄色结节由多数不规则的细胞索与巢组成,细胞核深染,形态较一致,富有血窦。

肺：表面及切面散布多个黄豆至核桃大小的圆形结节,色灰白。镜下可见圆形结节处的肺组织被形态类似上述的细胞索与巢中的增生细胞所取代。

脾：重 815g,被膜紧张,脾髓暗红色。镜下可见脾窦扩大、淤血,脾索及小梁增生。

食管：黏膜下静脉增粗、扩张,有细小破裂口找到。

【讨论】

1. 做出本例的病理诊断。

2. 本例各病变之间的关系怎样?

3. 本例的各种临床表现如何用病理所见加以解释?

【实验报告内容】

1. 绘慢性胃溃疡的低倍镜图,并描述病变特点。

2. 绘肝硬化的低倍镜图,并描述病变特点。

【思考题】

1. 引起消化道出血的疾病有哪些? 比较其病变特点及临床病理联系的特点。

2. 在肠道形成溃疡的疾病有哪些? 比较其病变特点及临床病理联系的特点。

3. 在肝脏内形成结节的疾病有哪些? 如何进行病理学鉴别?

4. 从病毒性肝炎、肝硬化至原发性肝癌,其病理学发生发展过程是怎样的?

5. 如何鉴别肝癌结节与肝硬化结节?

第8章　淋巴造血系统疾病
（Lymphatic and Hematopoietic System Diseases）

【本章概述】

本章主要介绍淋巴瘤、白血病的病理类型及相应的形态学特征。要求重点掌握霍奇金淋巴瘤、非霍奇金淋巴瘤的形态学特点及两者的主要区别。熟悉白血病的分类及主要病理学特征。

【实验目的】

1. 掌握淋巴瘤的病理类型和相应的形态特点。

2. 掌握白血病的病理类型及病理表现，熟悉其临床特点。

【神经系统标本观察方法】

淋巴及造血系统主要包括骨髓、脾、淋巴结、胸腺及人体广泛分布的淋巴组织。

1. 骨髓

正常成人的长骨骨髓呈黄色（黄骨髓），儿童的长骨骨髓呈红色（红骨髓）。注意观察其色泽、质地有无改变，以及骨皮质有无增厚及破坏。

2. 脾和淋巴结

正常脾重 140～180g，大小（3～4）cm×（8～9）cm×（12～14）cm。观察时应注意脾及淋巴结的大小；被膜是否光滑，有无粘连或增厚；切面的颜色及结构；若有病变，应观察病灶的数量、大小、分布、色泽及质地。

【实验内容】

大体标本	组织切片
（1）淋巴瘤	（1）霍奇金淋巴瘤
（2）慢性白血病之肝	（2）非霍奇金淋巴瘤
	（3）慢性淋巴细胞性白血病

1. 大体标本观察

（1）淋巴瘤（lymphoma）

病变特点：一组肿大淋巴结，粘连成团，形成结节状肿块，质较软。切面灰白色，半透明，呈鱼肉状，可见散在分布的灰黄色坏死区。

问题：

①淋巴瘤的好发部位有哪些？

②受累淋巴结为何容易粘连成团？

（2）慢性白血病之肝（hypertrophy of liver）

病变特点：肝体积增大，质地硬，切面灰红色，肝结构不明显，质地均匀，可见散在分布，呈粟粒大小的灰白色病灶。

2. 病理切片观察

（1）霍奇金淋巴瘤（Hodgkin lymphoma）

低倍镜：淋巴结组织的正常结构被破坏，被大量肿瘤细胞取代。

4-8-1

高倍镜：肿瘤细胞成分多样化，可见多核巨细胞。巨细胞体积较大，直径 $15\sim45\mu m$，椭圆形或不规则形，细胞质丰富，嗜双色性或嗜酸性。该细胞核大，可见双核或多核，染色质沿核膜排列，使核膜增厚，核内有体积大、呈嗜酸性核仁，直径 $3\sim4\mu m$，核仁边界光滑、整齐，周围有一透明空晕。该细胞为 R-S 细胞。双核 R-S 细胞两核等大、并列，核仁大而圆，彼此对称，形似镜中之影，称为镜影细胞。此外，可见较多嗜酸性粒细胞、浆细胞和淋巴细胞浸润。

诊断要点：淋巴结结构破坏，其间可见多种细胞；具备典型 R-S 细胞特征。

问题：霍奇金淋巴瘤有哪些类型？它们在病理上各有何特点？

（2）非霍奇金淋巴瘤（non-Hodgkin lymphoma）

低倍镜：淋巴结结构消失，被细胞成分单一的弥漫性淋巴细胞所取代。

4-8-2

高倍镜：淋巴细胞处于某种分化状态，并有不同程度的异型性。

诊断要点：成分较为单一的肿瘤性淋巴细胞取代正常淋巴结结构；细胞具有明显的异型性。

问题：

①非霍奇金淋巴瘤的主要类型及各类型的病理学特征是什么？

②霍奇金淋巴瘤和非霍奇金淋巴瘤镜下主要区别点是什么？

（3）慢性淋巴细胞性白血病之肝（liver of choronic lymphocytic leukemia）

4-8-3

低倍镜：肝内有大量白血病细胞浸润，使肝正常结构消失。注意白血病细胞浸润的部位与范围。

高倍镜：白血病细胞为比较成熟的小淋巴细胞，有一定异型性。

诊断要点：肝正常结构遭到破坏，具有一定异型性的白血病细胞浸润肝组织。

【病例讨论】

【病史摘要】

男性，15岁。

病史：患者数月前左颈部淋巴结肿大，约豌豆大小，无红肿疼痛，未治疗。之后，左颈部淋巴结逐渐变大，颈活动度欠佳。现该淋巴结肿大如核桃大小，质地中等偏硬，无触痛，固定不活动，在其边缘可触及另一肿大之淋巴结。近1个月，患者反复低热，乏力，食欲减退，肝脾不肿大，其他部位浅表淋巴结未能触及。做肿大淋巴结活检，肉眼可见淋巴结体积增大，切面灰红色、鱼肉状，散在分布黄色小坏死灶。

显微镜检查：淋巴结原有结构被破坏，由多种细胞成分取代，包括嗜酸性粒细胞、中性粒细胞和浆细胞。散在分布一些体积较大的细胞，大细胞呈双核或多核，核大，核内有一红细胞大小的嗜酸性核仁，核仁周有透明晕，与核膜有染色质细丝相连。给予抗肿瘤治疗，一个疗程后，肿块缩小，病情有所好转。

【讨论】

　　1. 据以上病变，本例诊断是什么？诊断依据有哪些？

　　2. 颈部淋巴结为何活动性变差？

【实验报告内容】

1. 绘霍奇金淋巴瘤高倍镜图，并描述病变特征。

2. 绘非霍奇金淋巴瘤高倍镜图，并描述病变特征。

【思考题】

1.淋巴结肿大可由哪些病变引起？主要病变特征是什么？

2.白血病有哪些类型？它们在病理上各有何特点？

第9章 泌尿系统疾病
（Urinary System Diseases）

【本章概述】

本章主要介绍各种原发性肾小球肾炎的基本病变及临床病理联系,急性和慢性肾盂肾炎的病理变化及临床病理联系。要求重点掌握急性弥漫性增生性肾小球炎、快速进行性肾小球肾炎、慢性硬化性肾小球肾炎、慢性肾盂肾炎的病变特点。

【实验目的】

1. 掌握急性和慢性肾小球肾炎的病变特点和临床病理联系。

2. 熟悉急性和慢性肾盂肾炎的病变特点和临床病理联系。

3. 熟悉肾癌和膀胱癌的病变特点及临床病理联系。

【泌尿系统标本观察方法】

1. 肾脏

正常呈豆状,表面光滑,暗红色,体积约为 11cm×5cm×3cm,每侧重约 140g。肾表面有一致密结缔组织被膜,易剥离。切面皮髓质分界清楚,皮质厚约 0.5cm。近肾门处为肾盂和肾盏,呈鹿角状,容积约为 10ml。黏膜光滑而菲薄,呈灰白色,有光泽。观察时应注意:大小、颜色;被膜有无粘连;表面是否光滑;皮髓质分界清楚否;皮质厚度;实质内有无局灶性病变;肾盂、肾盏有无扩大;腔内有无异物;腔内是否光滑,有无渗出物等;黏膜有无增厚等。

切片重点观察:肾小球、肾小管和间质、血管有无变化;肾盂黏膜及被膜是否正常。

2. 输尿管

长约 27cm,管壁较薄,腔如探针大。观察时应注意:管腔有无扩大;管壁有无变薄或增厚;黏膜面是否光滑;有无局灶性病变。

3. 膀胱

为一囊状器官,黏膜面有多少不等皱襞,尿道口及两侧输尿管口围成三角区。观察时应注意:黏膜面是否光滑,有无充血、出血、溃疡或新生物等;壁有无增厚或变薄。

【实验内容】

大体标本	病理切片标本
(1) 急性弥漫性增生性肾小球肾炎	(1) 急性弥漫性增生性肾小球肾炎
(2) 快速进行性肾小球肾炎	(2) 快速进行性肾小球肾炎
(3) 慢性硬化性肾小球肾炎	(3) 慢性硬化性肾小球肾炎
(4) 急性肾盂肾炎	(4) 急性肾盂肾炎
(5) 慢性肾盂肾炎	(5) 慢性肾盂肾炎
(6) 膀胱癌	

1. 大体标本

(1) 急性弥漫性增生性肾小球肾炎(acute diffuse proliferative glomerulonephritis)

病变特点： 肾体积增大，包膜紧张光滑，表面充血，色较红，可见弥漫性分布的小红点（固定后小黑点），切面皮髓质分界尚清楚，皮质稍增厚，内有散在分布的小红点。

问题： 针头大小的红点为何种病理改变？皮质增厚的机制是什么？

(2) 快速进行性肾小球肾炎(crescentic glomerulonephritis)

病变特点： 肾体积增大，颜色苍白，切面皮质增厚、肿胀，皮髓质分界尚清楚。

(3) 慢性硬化性肾小球肾炎(chronic sclerosing glomerulonephritis)

病变特点： 肾体积明显缩小，质地坚实，表面高低不平，呈颗粒状。切面见皮质变薄，皮髓质分界不清，条纹模糊，个别小动脉口开裂，管壁增厚，肾盂周围的脂肪组织增多。

问题： 细颗粒状结构为何种病理改变？肾皮质为什么明显变薄？

(4) 急性肾盂肾炎(acute pyelonephritis)

病变特点： 肾脏体积增大，表面充血，可见散在分布的不规则黄白色病灶（即脓肿），病灶周围充血、出血。病灶之间肾组织尚正常，切面见皮髓质内均有小脓肿灶，周围有充血及出血。肾盂黏膜粗糙充血，有黄白色脓性渗出物覆盖。

(5) 慢性肾盂肾炎(chronic pyelonephritis)

病变特点： 肾脏体积缩小，表面高低不平，有浅而不规则形凹陷区（瘢痕收缩所致）。切面见凹陷处肾组织变薄，皮髓质分界不清，条纹模糊。肾盂黏膜粗糙不平，黏膜增厚。

问题： 比较慢性肾小球肾炎与慢性肾盂肾炎大体形态方面的不同。

(6) 膀胱癌(carcinoma of bladder)

病变特点： 膀胱底部有一菜花状肿物，表面粗糙不平，并有细小的突起。肿瘤浸润膀胱壁，并有较宽的基底与膀胱壁紧密相连。

2. 病理切片标本

(1) 急性弥漫性增生性肾小球肾炎（acute diffuse proliferative glomerulonephritis)

4-9-1

低倍镜观察： 肾脏组织切片，病变弥漫，几乎累及所有肾小球，肾小球体积增大，肾小球内细胞数目增多，肾间质充血和炎症细胞浸润。

高倍镜观察： 肾小球显著增大，球内细胞数目增多（即球大核多），主要由内皮细胞和系膜细胞增生所致（此两种细胞在光镜下难以区分），还可见少量中性粒细胞浸润。少数肾小球囊腔内可见渗出物（浆液、纤维素），肾小管上皮细胞水肿，管腔内可见少量透明管型及颗粒管型；肾间质充血，少量炎症细胞浸润。

诊断要点： 肾小球内系膜细胞和内皮细胞增生及中性粒细胞浸润，间质水肿及炎症细胞浸润。

问题： 据此镜下改变推测患者有何临床表现？

(2) 快速进行性肾小球肾炎(crescentic glomerulonephritis)

低倍镜观察： 肾脏组织切片，多数肾小球内可见到新月体和环形体形成。

4-9-2

高倍镜观察： 肾小球病变弥漫，其体积增大、充血，肾球囊壁层上皮细胞高度增生，有的形成典型的新月体，部分呈环形体，其中多数为细胞组成的细胞型，少数为细胞纤维型和纤维型。部分肾小球毛细血管襻与增生之新月体互相粘连，毛细血管襻管壁增厚，有的受压萎缩伴灶性纤维素样坏死,形成一片伊红色无定形物质。少数肾小球已被破坏,呈一团伊红色玻璃样变性的结缔组织,肾小管上皮细胞肿胀,呈细胞水肿,管腔内充满伊红色透明管型或颗粒管型。肾间质血管扩张充血及灶性炎症细胞浸润。

诊断要点: 大部分肾小球内新月体形成;新月体主要由增生的肾小球囊壁层上皮细胞和渗出之单核巨噬细胞组成。

问题:据此镜下改变推测患者有何临床表现?

(3)慢性硬化性肾小球肾炎(chronic sclerosing glomerulonephritis)

4-9-3

低倍镜观察: 肾脏组织切片,病变弥漫,肾小球数量减少,部分肾小球发生玻璃样变性、纤维化,肾小球相对集中。部分肾小球代偿性肥大,肾小管扩张。

高倍镜观察: 受累肾小球萎缩、纤维化或玻璃样变性,相应肾小管亦萎缩、纤维化或消失;其余肾小球代偿性肥大,肾小管扩张,部分管腔内有脱落上皮细胞碎片及各种管型等;间质纤维组织增生,血管扩张充血及炎症细胞浸润;肾内细小动脉壁增厚伴玻璃样变性。

诊断要点: 大量肾小球纤维化及玻璃样变性,所属肾小管萎缩消失;健存肾单位代偿性肥大。

问题:

① 慢性肾炎时为何导致肾脏内细小动脉的改变?

② 该切片与原发性颗粒性固缩肾如何区别?

③ 如何解释慢性肾小球肾炎晚期会出现多尿、夜尿和高血压?

(4)急性肾盂肾炎(acute pyelonephritis)

4-9-4

低倍镜观察: 肾组织内可见片状分布的炎性病灶,肾盂黏膜充血水肿,并有炎症细胞浸润。

高倍镜观察: 片状分布的病灶区域肾小球和肾小管已坏死,其中有大量中性粒细胞及坏死组织碎片。部分肾小管管腔内积有大量炎症细胞和坏死组织碎片,少数肾小管内可见蛋白管型。肾间质血管扩张充血,大量中性粒细胞浸润。部分病灶与周围组织分界清晰,纤维结缔组织增生形成脓肿壁。

诊断要点: 肾间质充血水肿,大量中性粒细胞浸润,甚至小化脓灶形成;肾小管管腔内充满脓细胞和细菌。

问题:

① 急性肾盂肾炎感染途径是什么?

② 急性肾盂肾炎患者预后如何? 可出现哪些并发症?

(5)慢性肾盂肾炎(chronic pyelonephritis)

4-9-5

低倍镜观察: 肾组织内的炎症病变分布不均。病灶夹杂于正常肾组织之间,肾间质内有大量纤维组织增生和炎症细胞浸润。

高倍镜观察: ① 肾组织内的炎症病变分布不均,病变区肾小球纤维化或玻璃样变性,肾小管萎缩消失,纤维组织增生伴灶性炎症细胞浸润。② 多数肾小管发生扩张,上皮扁平,管腔内充满均质红染的蛋白管型(状似甲状腺滤泡结构)。③ 病灶周围肾小球、肾小管完好或呈代偿性肥大、扩张,部分肾小球囊壁纤维性增厚。④ 间质内纤维组织增生并有淋巴细胞、浆细胞浸润,细小动脉管壁轻度纤维化。

诊断要点: 病变呈不规则片状;间质纤维组织增生和急慢性炎症细胞浸润;肾盂黏膜增厚,局部上皮脱落或有鳞化。

问题：

① 肾小管管腔内均质红染的蛋白管型如何形成？

② 依此镜下改变解释肉眼观慢性肾盂肾炎标本为何出现较大的不规则瘢痕。

【病例讨论】

病例一

【病史摘要】

女性，10 岁。

病史：2 个月前患者两下肢生疮，时好时坏，无发热，亦未经治疗。1 周前出现发热咳嗽，曾去当地卫生所治疗，当时体温 38.2℃，给用链霉素、四环素治疗。4 天前颜面四肢及全身水肿，尿量减少，但一般情况尚好。1 天前夜间开始，患者出现呼吸困难，自诉两侧胸痛。患者水肿加剧，精神萎靡，胃口不佳，小便次数和量均很少，呈浓茶色，至晚上睡眠，气急不能平躺，并伴呕吐一次，吐出内容物不详，一夜烦躁不安。急诊入院。

查体：体温 38℃，脉搏 128 次/min，呼吸 36 次/min，血压 18.9/12.6kPa（142/95mmHg）。营养中等，烦躁，呼吸困难，不能平卧，呈急性病容，口唇发绀，鼻翼扇动，全身有凹陷性水肿，两下肢有多个脓疮，至今少数未愈。两侧颈静脉怒张。心界向左扩大，呈奔马律。两肺底可闻及少许湿啰音。腹部膨隆，有轻度移动性浊音。肝右肋下 5cm，边缘钝，质中等硬度，有压痛。

血常规检查：白细胞计数 13.9×10^9/L，中性粒细胞百分比 74%，淋巴细胞百分比 23%，血红蛋白 96g/L，红细胞计数 3.6×10^{12}/L。

尿常规检查：蛋白（＋＋＋），红细胞（＋），白细胞 1～3 个/低倍视野，颗粒管型 0～1 个/高倍视野。

酚红试验：2 小时酚红排泄总量 45%，血非蛋白氮 37.2mg/dl，血沉 26mm/h。

X 线检查：心脏扩大，心搏减弱，肺呈淤血表现。

患者入院后经强心利尿治疗后，病情未见缓解而死亡。

【尸检摘要】

面部水肿，尤以眼睑部为重，鼻腔、口腔均有血性泡沫样液体溢出。口唇青紫，腹部膨隆。两下肢有散在分布的圆形、卵圆形脓疮，直径约为 1cm，有的已溃破，溃疡底有淡黄色的黏稠液附着，边缘整齐，呈紫红色；有的中央结痂，呈灰白色，除去痂皮后，其下方亦见相似液体；有的呈小水泡状，边缘充血明显。

腹腔：肝肋弓下 4cm，剑突下 5cm，脾未伸出肋弓。腹膜光滑润泽，腹腔内有草绿色澄清液体 30ml。两胸膜光滑、润泽，两胸腔内也有同样性质液体，左胸 140ml，右胸 120ml。

心脏：重 130g，约与死者右拳大，各瓣膜菲薄、半透明，左、右心室腔略扩大，乳头肌、肉柱扁平。镜下可见心肌纤维部分横纹不清，肌浆中可见红色颗粒。心肌间质充血，水肿。

肺：两肺光滑，表面及切面呈暗红色，血性泡沫状液体溢出。气管、支气管黏膜充血，管腔内亦有泡沫状分泌物。

肝脏：重 920g,色较暗红,包膜紧张。切开后包膜外翻,肝实质较浑浊,有处可见暗红色条纹。

肾脏：左肾重 70g,大小约 $8.5cm \times 4.5cm \times 3cm$;右肾重 70g,大小约 $7.5cm \times 4.5cm \times 3.5cm$。表面暗红色,切面包膜外翻,皮质厚 $0.5 \sim 0.6cm$,皮髓质分界清。

下肢脓疱处皮肤切片镜下可见部分表皮坏死脱落,表面附有大量脓性渗出物,周围表皮不规则增生,底部真皮层中性粒细胞、淋巴细胞及浆细胞浸润。

【讨论】

1. 对本病做出病理诊断,推测肺、肝、肾等脏器镜检可能的病理变化。

2. 试用病理变化解释其临床表现。

3. 该患者的死因是什么?

病例二

【病史摘要】

女性,35 岁。

病史：患者 6 天前,出现畏寒发热。3 天前,腰部疼痛不适,排尿次数增加,每天多达 20 余次,尿频、尿急、尿痛症状明显。患者半年前曾有"膀胱炎"病史,出院后每日小便次数比往日增多,无尿痛。

查体：体温 39.5℃,脉搏 130 次/min,呼吸 25 次/min,血压 17.9/9.9kPa(134/74mmHg)。心肺无异常,肝脾未触及。右肾区有明显叩击痛。

血常规：白细胞计数 19×10^9/L,中性粒细胞百分比 85%,淋巴细胞百分比 13%。

尿常规：尿蛋白(+),红细胞(+),白细胞(+++),白细胞管型(+)。

早晨中段尿培养有大肠杆菌生长,菌落计数 11 万/ml 尿。

【讨论】

1. 患者所患何病? 其诊断依据是什么?

2. 膀胱炎与本次发病的关系如何?

3. 为何出现白细胞管型?

【实验报告内容】

1. 绘快速进行性肾小球肾炎低倍镜图,并描述病变特点。

2. 绘慢性肾小球肾炎低倍镜图,并描述病变特点。

【思考题】

1. 哪些疾病可以引起固缩肾? 它们的病变特点有何异同?

2. 肾脓肿是如何发生的? 肾脓肿与肾结核如何区别?

3. 哪些疾病可引起肾功能衰竭? 发病机制是什么?

4. 简述急性肾小球肾炎与急性肾盂肾炎的发病机制、病理变化和临床表现有何不同。

第10章 生殖系统疾病和乳腺疾病
(Genital System and Breast Diseases)

【本章概述】

本章主要介绍子宫颈疾病、滋养层细胞肿瘤、乳腺癌等生殖系统常见疾病。要求重点掌握慢性宫颈炎、宫颈上皮内瘤变、宫颈癌、乳腺癌的组织形态学特点；熟悉滋养层细胞肿瘤组织形态学特点。

【实验目的】

1. 掌握子宫、乳腺肿瘤的病变特点及临床病理联系。

2. 掌握葡萄胎、侵袭性葡萄胎及绒毛膜上皮癌的病变特点。

3. 熟悉卵巢常见肿瘤的病变特点。

【女性生殖系统标本观察方法】

1. 子宫

正常子宫为左右宽、前后扁、呈梨形的壁厚肌型器官。可分为体和颈两部分，体大，颈小，中央有略呈扁三角形的宫腔，腔面覆有一层子宫内膜。子宫大小因年龄和生育状况而不同。观察时注意子宫大小、形状、表面(浆膜)光滑度，切面宫腔内出血或有无其他成分。内膜厚度、有无新生物；突入腔内组织数量、分布、形状、大小，有无出血、坏死；肌壁厚薄，壁层有无肿瘤；肿瘤大小、形状、界限、颜色、结构，有无坏死、出血；与内膜关系如何。

2. 卵巢

为一灰白色扁椭圆形的组织，大小为 4cm×(1.5～3)cm×1cm，质密，稍硬。观察时注意大小、形状、光滑度，有无粘连扭转、肿瘤；观察肿瘤大小、形状、数目，是囊性或实体；若是囊性，则内容物性状颜色如何，囊壁光滑度如何，有无乳头或结节状物突起，单房或多房；若为实体，注意颜色、硬度，有无出血、坏死及特殊成分(如毛发、牙齿、骨、软骨等)。

3. 输卵管

为一细长管状组织，一端连于子宫，另一端开口于腹腔，呈伞状，横径 0.5～1cm。观察时注意有无肿胀、积液、出血、穿破、粘连，管腔有无扩张，有无增生性病灶。

4. 乳腺

由 15～20 个小叶组成，每叶都有一条导管，其末端扩张为乳窦，开口于乳头。注意乳头是否内陷、糜烂、溃破，皮肤有无橘皮样外观；有无肿块，其大小、部位、硬度如何；与周围组织边界是否清楚，有无浸润、转移。

【实验内容】

大体标本	病理切片标本
（1）子宫颈癌（糜烂型）	（1）子宫颈原位癌
（2）子宫颈癌（外生菜花型）	（2）子宫腺肌病
（3）子宫颈癌（内生浸润型）	（3）葡萄胎
（4）子宫平滑肌瘤	（4）子宫绒毛膜上皮癌
（5）葡萄胎	（5）乳腺纤维腺瘤
（6）侵袭性葡萄胎	（6）乳腺浸润性导管癌
（7）子宫绒毛膜上皮癌	
（8）卵巢浆液性囊腺瘤	
（9）卵巢黏液性囊腺瘤	
（10）卵巢畸胎瘤	
（11）乳腺纤维腺瘤	
（12）乳腺癌	

1．大体标本

（1）子宫颈癌（糜烂型）（carcinoma of cervix，erosion type）

病变特点：子宫切除标本，宫颈外口周围黏膜粗糙、糜烂伴出血。

（2）子宫颈癌（外生菜花型）（carcinoma of cervix，cauliflower type）

病变特点：子宫标本，宫颈增大，宫颈外口有一菜花状肿物突出，质脆，表面可见坏死和不规则出血灶。

（3）子宫颈癌（内生浸润型）（carcinoma of cervix，invasive type）

病变特点：剖开的子宫标本，宫颈明显增大，表面粗糙不平。切面见灰白色肿瘤组织向内浸润生长，累及整个宫颈并向宫体浸润，边界不清。

问题：外生菜花型与内生浸润型宫颈癌在生长方式、临床表现和妇科检查方面有何异同？

（4）子宫平滑肌瘤（leiomyoma of uterus）

病变特点：子宫浆膜下、肌壁间可见多个边界清楚之结节状肿瘤。肿瘤质硬，切面灰白色，肌纤维束纵横交错，排列紊乱，呈漩涡状或编织状。

（5）葡萄胎（hydatidiform mole）

病变特点：子宫增大，宫腔内充满米粒至黄豆大小的灰白色半透明水泡状物，水泡间有纤细的纤维条索相连，状似葡萄。子宫肌壁无破坏（有的标本为刮宫装瓶）。

（6）侵袭性葡萄胎（invasive mole）

病变特点：子宫标本，明显增大，宫腔内充满米粒至绿豆大小的葡萄状肿物，并明显浸润，破坏宫壁肌层，伴出血和坏死。

（7）子宫绒毛膜上皮癌（choriocarcinoma）

病变特点：子宫增大，切面见子宫底部有一肿物，突入宫腔，并侵入子宫肌层，边界不清,肿物局部出血坏死明显。

问题：为什么该肿瘤出血明显？

(8) 卵巢浆液性囊腺瘤(serous cystadenoma of ovary)

病变特点：卵巢肿物,可见肿物体积较大,囊状,切开囊内淡黄色清液已流失,囊壁厚度约为 0.2cm,较均匀一致,囊外壁较光滑,内壁可见少许乳头状肿物突出(约绿豆大小)。

问题：该肿瘤哪一处生长相对活跃？

(9) 卵巢黏液性囊腺瘤(mucinous cystadenoma of ovary)

病变特点：卵巢肿物,表面光滑,切面见大小不等的囊腔,囊壁薄而光滑,部分囊腔内充满灰白色半透明的黏液(胶冻样)。

问题：卵巢黏液性囊腺瘤与浆液性囊腺瘤的组织起源相同吗？

(10) 卵巢畸胎瘤(teratoma of ovary)

病变特点：标本为囊状物,包膜已被切开,囊壁厚薄不一。切面见实质区及囊腔,可见多个胚层衍化而来的组织,内含毛发、皮脂、软骨,甚至牙齿等(镜下见囊壁内有表皮细胞及皮脂腺、毛囊、纤毛柱状上皮、软骨等组织)。

(11) 乳腺纤维腺瘤(fibroadenoma of breast)

病变特点：肿物呈结节状或不规则状。包膜完整,质韧实,切面灰白色,略呈编织状,有时还可见到裂隙状结构(镜下见肿瘤实质由增生的腺管和纤维结缔组织两部分构成)。

(12) 乳腺癌(adecarcinoma of breast)

病变特点：乳房切除标本,切面见灰白色肿瘤组织呈浸润性生长,与周围组织无明确界限,乳头周围皮肤增厚,呈橘皮样改变。

2. 病理切片标本

(1) 子宫颈原位癌(carcinoma in situ of cervix)

低倍镜观察：宫颈组织。表面被鳞状上皮,部分区域鳞状上皮被异型性增生上皮所取代。

4-10-1

高倍镜观察：异型性细胞类似正常的基底细胞,细胞核大深染,核膜不规则,细胞质少,可见病理核分裂象。其下基底膜完整,腺体及间质均完好。间质内可见淋巴细胞及巨噬细胞浸润。

诊断要点：上皮层被基底细胞样异型性细胞取代；基底膜完整。

问题：何为原位癌？何为上皮内瘤变？

(2) 子宫腺肌病(adenomyosis)

4-10-2

低倍镜观察：子宫组织。距子宫内膜基底层以下至少一个低倍视野(大约 2mm)深处的子宫肌层中可见呈岛状分布的腺体及间质。

高倍镜观察：腺体及间质呈增生性改变,在岛状分布的子宫内膜周围有肥大的平滑肌细胞。

诊断要点：子宫内膜深面 2mm 以上的肌壁可见子宫内膜及腺体。

问题：

① 何为子宫腺肌病？推测该患者可能的临床表现有哪些？

② 子宫腺肌病的内膜有何特点？为什么？

（3）葡萄胎（hydatidiform mole）

低倍镜观察：胎盘绒毛肿胀，大小不一，间质高度水肿，形成水泡。

高倍镜观察：绒毛高度水肿，绒毛内毛细血管减少或消失，绒毛表面的滋养层细胞（合体细胞滋养层细胞和细胞滋养层细胞）显示不同程度增生，并形成大小不一的滋养层细胞团。合体细胞滋养层细胞细胞质红染，核大、深染、不规则，细胞边界不清；细胞滋养层细胞细胞质淡染，分界明显，核大，核仁明显，可见核分裂象。

4 – 10 – 3

诊断要点：绒毛间质高度水肿；滋养层细胞增生；绒毛间质血管减少或消失。

（4）子宫绒毛膜上皮癌（choriocarcinoma）

低倍镜观察：由两种癌细胞组成的肿瘤组织已侵入子宫平滑肌层；肿瘤无绒毛，无自身血管和间质；并伴有出血坏死和炎症细胞浸润。

高倍镜观察：一种癌细胞与细胞滋养层细胞相似，细胞界限清楚，细胞质丰富而淡染，核大而圆，核膜增厚，核空泡状；另一种癌细胞与合体细胞滋养层细胞相似，体积大，形态不规则，细胞质丰富、红染或呈嗜双色性，核长椭圆形，深染；两种癌细胞数量不等，彼此紧密镶嵌，组成不规则的团块状或条索状。

4 – 10 – 4

诊断要点：成片增生及分化不良的滋养层细胞侵入肌层和血管；滋养层细胞有明显的异型性，核分裂象多见；癌组织无间质，无绒毛，常广泛出血。

（5）乳腺纤维腺瘤（fibroadenoma of breast）

低倍镜观察：乳腺组织。蓝染区为肿瘤组织，与正常组织分界清楚。

高倍镜观察：肿瘤组织中可见增生之腺体和纤维结缔组织，腺上皮排列整齐，细胞大小、形态与正常乳腺腺管相似，多数腺腔狭窄，部分纤维结缔组织呈黏液样变性。肿瘤周围可见完整的纤维包膜。

4 – 10 – 5

诊断要点：肿瘤组织与正常组织分界清楚。肿瘤组织由大小、形态不一致的增生腺体构成，肿瘤细胞的细胞异型性不明显。

（6）乳腺浸润性导管癌（infiltration ductal carcinoma of breast）

低倍镜观察：乳腺组织。周边部可见一些正常乳腺小叶，腺泡及小导管小而一致，细胞亦小，大小均匀；其余区域为癌组织，浸润于纤维间质中，实质与间质量大致相等。癌组织表现为导管扩张，大小不一，导管内充满体积大、异型性明显的癌细胞。

4 – 10 – 6

高倍镜观察：癌细胞异型性显著，多数管腔内的癌细胞大片坏死，呈红染无结构状，仅周围残留不等量的癌细胞，有些小叶内的腺泡充满癌细胞，体积变大。

诊断要点：癌细胞呈实性团块或条索状；癌实质与间质量大致相等。

【病例讨论】

病例一

【病史摘要】

女性，57 岁。

病史：患者 1 年前出现不规则的阴道出血及大量恶臭白带。半年前开始腹痛，有脓血便，量不多，每日 3～4 次，同时伴有里急后重，无发热，食欲尚可。3 个月前左下肢肿胀并有腰骶部疼痛，小便正常，无咳嗽、咳痰。

查体：血压 20/12kPa(150/90mmHg)，轻度贫血貌，体质消瘦，心肺无殊。腹部稍胀，下腹部有压痛，左侧腹股沟有一不规则肿块，固定不易推动，下腹壁及左下肢水肿。

肛门指诊：直肠前壁可触及一稍硬而不规则的肿块，有压痛，指套带血。

妇科检查：外阴水肿，阴道不规则狭窄。宫颈外口有一菜花状肿物突入阴道，并浸润阴道壁。

活检：鳞癌。

血常规检查：白细胞计数 $5.6 \times 10^9/L$，中性粒细胞百分比 72%，淋巴细胞百分比 27%，血红蛋白 85g/L。

便常规检查：脓血便，红细胞(+++)，脓细胞(+)，白细胞(++)。

【讨论】

1. 该患者应诊断为什么疾病？

2. 患者脓血便的原因是什么？

3. 下肢水肿的发生机制是什么？

病例二

【病史摘要】

女性，32 岁。

病史：患者 2 年前人工流产一次，近 3 个月出现阴道不规则出血，时有咳嗽、咯血、胸痛、头痛及抽搐等症状，伴有食欲缺乏，全身无力。某日突感头痛，随即昏迷倒地，瞳孔散大，呼吸、心跳停止而死亡。

【尸检摘要】

患者消瘦，呈贫血貌，腹腔内有约 400ml 血性液体，双侧胸腔内有 100ml 同样性状的液体。

心脏：重 320g，外膜光滑，未见增厚粘连。

脾脏：重 3200g，表面有数个直径 2~3cm 的出血性结节，结节中心出血坏死，中心凹陷，形成癌脐，切面上亦可见数个出血性结节，并有融合。

脑表面有多个出血性病灶，直径 2cm，脑组织水肿明显。

子宫后壁见直径 3cm 的出血性结节，质脆而软，浸润子宫肌层并穿破肌壁达浆膜，在子宫或盆腔也有不规则的出血性肿块，两侧卵巢上可见黄体囊肿。

【讨论】

做出病理诊断，并解释其临床表现。

【实验报告内容】

1. 绘子宫颈原位癌高倍镜图，并描述病变特点。

2. 绘葡萄胎低倍镜图。

3. 绘绒癌高倍镜图，并描述病变特点。

【思考题】

1. 子宫颈原位癌一定会发展为浸润癌吗？临床上应如何处理子宫颈原位癌？

2. 检查宫腔刮除术之标本可以诊断侵袭性葡萄胎吗？为什么？

第11章 内分泌系统疾病
(Endocrine System Diseases)

【本章概述】

本章主要介绍弥漫性非毒性甲状腺肿、毒性甲状腺肿、甲状腺炎、甲状腺肿瘤的病变特点及临床病理联系。要求重点掌握甲状腺炎和甲状腺肿瘤的病理变化及对机体的影响。

【实验目的】

1. 掌握弥漫性非毒性甲状腺肿与毒性甲状腺肿的病变特点。

2. 掌握甲状腺腺瘤和甲状腺腺癌的病变特点。

3. 熟悉各类型甲状腺炎的病变特点。

【内分泌系统标本观察方法】

1. 甲状腺

分左、右两叶，中间有峡部连接，总重30~70g，表面光滑，有薄层纤维包膜，切面呈浅褐色半透明状。观察时注意表面是否光滑、有无结节，包膜有无增厚，切面色泽及有无异常，若有结节，注意其数量、颜色、有无包膜及对周围组织有无挤压。镜下注意滤泡大小，细胞形状，有无增生及乳头形成，近上皮细胞处有无吸收空泡，肿瘤细胞有无浸润包膜和血管。

2. 肾上腺

正常左侧为半月形，右侧为三角形，各重5~6g，黄褐色，表面有薄层纤维包膜，切面外层皮质色黄，中心为灰白或灰褐色的髓质。镜下皮质分为球状带、束状带及网状带，细胞索间为血窦，髓质为嗜铬细胞。观察时注意肾上腺有无增大，形状有无异常，切面皮质厚度，皮髓质有无出血及结节形成，结节大小、颜色、质地及与周围组织的关系。

【实验内容】

大体标本	病理切片标本
(1) 弥漫性胶样甲状腺肿	(1) 弥漫性非毒性甲状腺肿
(2) 结节性甲状腺肿	(2) 弥漫性毒性甲状腺肿
(3) 毒性甲状腺肿	(3) 亚急性甲状腺炎
(4) 甲状腺腺瘤	(4) 慢性淋巴细胞性甲状腺炎
(5) 甲状腺乳头状腺癌	(5) 甲状腺腺瘤
	(6) 甲状腺乳头状腺癌

1．大体标本

（1）弥漫性胶样甲状腺肿（diffuse colloid goiter）

病变特点：甲状腺呈弥漫性肿大，质地坚实，切面呈紫红色，部分略呈分叶状，部分滤泡扩张，充满咖啡色半透明胶性物质。

问题：此种甲状腺肿大属于增生还是肥大？

（2）结节性甲状腺肿（nodular goiter）

病变特点：甲状腺明显肿大，包膜紧张，切面为分叶状，由大小不等的棕褐色结节组成，部分结节内有出血和坏死。

问题：结节性甲状腺肿可导致的不良后果有哪些？

（3）毒性甲状腺肿（toxic goiter）

病变特点：甲状腺切面呈灰红色，肌肉致密，类似肌组织，部分标本因术前碘治疗，滤泡腔内含较多胶质，切面呈棕黄半透明状。

问题：甲状腺肿的本质是肿瘤吗？为什么？

（4）甲状腺腺瘤（adenoma of thyroid gland）

病变特点：标本为甲状腺一叶，呈棕褐色。切面结构疏松，富含半透明胶性物质，其中有一圆形实性肿块，肿瘤略呈灰白色，边界清楚，有完整的包膜。

问题：甲状腺腺瘤与结节性甲状腺肿的鉴别点有哪些？

（5）甲状腺乳头状腺癌（papillary carcinoma of thyroid）

病变特点：甲状腺肿大，表面结节状，切面见肿瘤呈大小不等的囊腔，其中一囊腔内有乳头状实性肿瘤组织突起，灰白色，干燥，有的标本可见有少数散在分布的乳白色钙化点。

2．病理切片标本

（1）弥漫性非毒性甲状腺肿（diffuse nontoxic goiter）

低倍镜观察：甲状腺滤泡普遍扩张，大小不一，滤泡腔内充满稠厚的粉染胶质。

4－11－1

高倍镜观察：滤泡上皮细胞增生肥大，呈立方形或柱状，伴有小滤泡增生，胶质含量少，间质充血；部分滤泡显著扩大，内积大量稠厚胶质；滤泡大小有显著差异；滤泡上皮受压而变扁平。

诊断要点：滤泡弥漫性增生肥大；滤泡大小差异显著；部分滤泡显著扩大，内积大量胶质。

（2）弥漫性毒性甲状腺肿（diffuse toxic goiter）

低倍镜观察：甲状腺组织以滤泡增生为主要特征。滤泡呈弥漫性增生，滤泡大小不等，以小型滤泡为主。

4－11－2

高倍镜观察：甲状腺滤泡呈弥漫性增生，小型滤泡上皮呈立方形，大型滤泡上皮呈单层高柱状，细胞核大小尚一致，偶见核分裂象。部分滤泡上皮细胞向腔内呈乳头状突起，腔内胶质稀薄，边缘常有大小不等之吸收空泡。间质血管丰富、充血，可见淋巴细胞浸润，形成淋巴滤泡。

诊断要点：滤泡弥漫性增生，大小不等；滤泡内胶质少而稀薄，出现吸收空泡；间质血管丰富，淋巴细胞浸润。

（3）亚急性甲状腺炎（subacute thyroiditis）

低倍镜：甲状腺部分滤泡被破坏，被结核样肉芽肿所取代。

4－11－3

高倍镜：初期部分滤泡坏死伴有嗜酸粒细胞浸润；部分滤泡破裂，胶质外溢，引起结核样肉芽肿，可见异物巨细胞，伴中性粒细胞、淋巴细胞、浆细胞浸润；后期肉芽肿纤维化。

诊断要点：甲状腺部分滤泡被破坏，被结核样肉芽肿取代，后期肉芽肿纤维化。

问题：该病患者临床会出现甲亢症状吗？为什么？

（4）慢性淋巴细胞性甲状腺炎（chronic lymphocytic thyroiditis）

4-11-4

低倍镜：甲状腺部分结构被破坏，大量淋巴细胞浸润，可见淋巴滤泡形成。

高倍镜：甲状腺正常结构被破坏，大量淋巴细胞浸润。部分滤泡被多角形细胞团取代；部分滤泡结构被破坏，其内可见形状不整齐的胶质、巨噬细胞及多核巨细胞。间质可见淋巴滤泡形成和纤维组织增生。

诊断要点：甲状腺部分结构被破坏，大量淋巴细胞浸润，间质可见数量不等的淋巴滤泡。

问题：患者有何临床表现？

（5）甲状腺腺瘤（adenoma of thyroid gland）

4-11-5

低倍镜观察：甲状腺组织。红染区为正常甲状腺，蓝染区为肿瘤组织；肿瘤组织呈膨胀性生长，正常的甲状腺组织有薄层纤维组织包裹，两者界限清楚，肿瘤组织与包膜外甲状腺组织结构截然不同。

高倍镜观察：蓝染的肿瘤组织由许多小滤泡组成，滤泡上皮细胞为单层立方形，大小较一致，与甲状腺组织类似，腔内无或仅含少量淡红色胶质；间质水肿，黏液变性，致使各小滤泡分离。

诊断要点：肿瘤组织与正常组织界限清楚，组织结构截然不同，肿瘤细胞异型性不明显；滤泡腔内多不含胶质；间质水肿，黏液变性。

（6）甲状腺乳头状腺癌（papillary carcinoma of thyroid）

4-11-6

低倍镜观察：甲状腺肿瘤，镜下见肿瘤大部分呈乳头状排列，乳头分支较多，其轴心为血管纤维束，表面被覆单层或多层立方上皮。

高倍镜观察：肿瘤细胞呈立方形或柱状，其特点是核染色质少，呈透明或毛玻璃状，无核仁，偶见核分裂象，肿瘤细胞围绕纤维组织及毛细血管排成乳头状，乳头分支复杂，有三级以上分支。间质内可见少数砂粒体；肿瘤组织浸润包膜及周围的正常甲状腺组织。

诊断要点：肿瘤组织围绕纤维血管中心轴呈乳头状排列，乳头分支较多；肿瘤细胞核染色质少，呈透明或毛玻璃状，无核仁；癌组织浸润性生长。

【病例讨论】

病例一
【病史摘要】
女性，34 岁。

病史：患者近半年在无明显诱因的情况下，逐渐出现颈部增粗、心跳加快、喜冷怕热、食欲增强，体重减轻 5kg。

查体：体温 37℃，脉搏 96 次/min，呼吸 20 次/min，血压 14.7/9.3kPa（110/70mmHg）。甲状腺弥漫性肿大，随吞咽上下移动，质地柔软，表面光滑，甲状腺区可闻及血管杂音。毛发湿润，双眼突出，睑裂增宽。双手平伸，手指细震颤。心脏听诊：

心率 96 次/min,无器质性杂音,第一心音亢进。肺部检查无异常发现,腹平软,肝脾未及。

实验室检查：BMR(基础代谢率)＋30％(＋10％);FT3（游离三碘甲状腺素原氨酸）13.5pmol/L(2.3～6.3pmol/L),FT4（游离甲状腺素）43.7pmol/L(10.3～24.5pmol/L),TSH（促甲状腺激素）0.007mTu/L(0.4～4.0mTu/L)。甲状腺同位素碘 131 扫描显示甲状腺弥漫性增大,核素浓积。

【讨论】

1. 该患者的诊断是什么?

2. 甲状腺的病理学改变是什么?

3. 患者临床表现的病理学基础是什么?

病例二

【病史摘要】

女性,43 岁。

病史:颈部不适 2 年余,偶有呼吸困难或吞咽困难,严重时有疼痛感,自觉心慌、怕热、多汗、食欲亢进、消瘦。近 1 个月怕冷,食欲缺乏,大便干燥,皮肤粗糙,双下肢水肿。

查体:甲状腺呈弥漫性肿大,一侧稍大,表面光滑,质地较硬,呈橡皮样,有压痛。

实验室检查:基础代谢偏低,血沉加快,血浆中白蛋白减少,丙种球蛋白增加,抗甲状腺球蛋白(TGAb)和抗甲状腺微粒抗体(TMAb)阳性。

CT 检查:双侧甲状腺弥漫性增大,密度均匀,轮廓不清,有轻度强化。

【讨论】

1. 最可能的诊断是什么?

2. 该疾病发生的原因是什么? 其发病机制如何?

3. 该疾病有哪些主要病理变化和临床表现?

【实验报告内容】

1. 绘毒性甲状腺肿的低倍镜图,并描述病变特点。

2. 绘甲状腺乳头状腺癌高倍镜图。

【思考题】

1. 非毒性甲状腺肿与毒性甲状腺肿在病因、大体病变、镜下特点及临床表现等方面有何不同?

2. 甲状腺腺瘤与甲状腺腺癌在病理形态上有何区别?

第12章 神经系统疾病
(Nervous System Diseases)

【本章概述】

本章主要介绍中枢神经系统感染性疾病和肿瘤疾病,包括:流行性脑脊髓膜炎和乙型脑炎的形态学特征及其鉴别要点;星形胶质细胞瘤、脑膜瘤、神经鞘瘤和神经纤维瘤的形态学特点和临床病理联系。要求掌握流行性脑脊髓膜炎和乙型脑炎的临床病理联系、结局及并发症。

【实验目的】

1. 掌握流行性脑脊髓膜炎和乙型脑炎的病变特点及临床病理联系。

2. 掌握星形胶质细胞瘤、脑膜瘤、神经鞘瘤和神经纤维瘤的病变特点和临床病理联系。

3. 理解和熟悉中枢神经系统疾病常见并发症的临床表现。

【神经系统标本观察方法】

脑标本应首先观察软脑膜血管有无充血,蛛网膜下腔有无出血或过多的液体(或脓液),两侧大脑半球是否对称,脑回变宽抑或变窄,脑沟变浅抑或变深;脑底中等动脉有无粥样硬化;小脑及海马沟回有无压迹或脑疝;脑基底核处有无出血,侧脑室有无扩张,脑室腔面光滑否;切面有无软化灶,有无占位性病变或局限性病灶,注意其与脑组织的关系,大小、外观、颜色、有无出血或呈胶冻状等。

切片应观察有无淡染区或深染区,蛛网膜下腔及软脑膜血管等有无异常改变;脑实质神经细胞有无变性坏死;胶质细胞分布状态如何,有无嗜神经细胞现象和卫星现象;间质血管有无充血、出血、水肿的表现及淋巴细胞的围管性浸润。

【实验内容】

大体标本	病理切片标本
(1) 流行性脑脊髓膜炎	(1) 流行性脑脊髓膜炎
(2) 乙型脑炎	(2) 乙型脑炎
(3) 星形胶质细胞瘤	(3) 星形胶质细胞瘤
(4) 脑膜瘤	(4) 脑膜瘤
(5) 神经鞘瘤	(5) 神经鞘瘤
(6) 阿尔茨海默病	(6) 神经纤维瘤

1. 大体标本

(1) 流行性脑脊髓膜炎(化脓性脑膜炎)(suppurative meningitis)

病变特点:大脑标本,脑膜血管高度扩张充血,脑回、脑沟被掩盖而模糊不清。其表面覆有一层灰黄色脓性渗出物。

（2）乙型脑炎（epidemic encephalitis B）

病变特点：脑切面，见脑灰质（或基底核）及灰质与白质交界处有许多白色略透明之点状软化灶，脑膜血管扩张充血。

（3）星形胶质细胞瘤（astrocytoma）

病变特点：肿瘤侧脑半球增宽，肿瘤组织与正常组织分界不清，无包膜，切面灰白色或灰黄色，局部皮层结构破坏，脑组织灰质与白质界限不清，肿瘤组织局部可见囊变区。

（4）脑膜瘤（meningioma）

病变特点：脑组织，见脑灰质（或基底核）及灰质与白质交界处有许多白色略透明之点状软化灶，脑膜血管扩张充血。肿瘤呈球形或半球形，分叶状或不规则形，表面光滑，灰白色，质韧，可见扩张血管。肿瘤切面质地均匀，粗颗粒状或条索状，色灰白，部分区域有钙化，质地偏硬。

（5）神经鞘瘤（neurilemmoma）

病变特点：肿瘤呈长梭形，结节状，包膜完整，较薄。切面灰白色或灰黄色，半透明（黏液样变性所致）。

（6）阿尔茨海默病（Alzheimer disease，AD）

病变特点：脑萎缩明显，重量减轻，脑回变窄，脑沟增宽变深。切面可见代偿性脑室扩张。

2. 病理切片标本

（1）流行性脑脊髓膜炎（化脓性脑膜炎）（suppurative meningitis）

低倍镜观察：脑组织。蛛网膜血管高度扩张充血，蛛网膜下腔增宽，充满大量的脓性渗出物。

4-12-1

高倍镜观察：蛛网膜血管高度扩张充血，蛛网膜下腔（脑沟内尤为明显）充满大量炎症细胞，其中以中性粒细胞为主，还有巨噬细胞、少量淋巴细胞、纤维素、浆液等。脑膜和脑组织内毛细血管高度扩张充血，但脑实质基本正常。

诊断要点：蛛网膜下腔充满大量脓性渗出物，脑实质炎症反应不明显。

问题：

① 流行性脑脊髓膜炎患者的临床表现有哪些？

② 其预后如何？有哪些并发症？

（2）乙型脑炎（epidemic encephalitis B）

4-12-2

低倍镜观察：脑组织，实质内广泛分布圆形或卵圆形的边界清楚的筛网状软化灶。

高倍镜观察：脑组织血管扩张充血，脑灰质与白质交界处有多个筛网状软化灶，其中神经细胞变性坏死（细胞肿胀，核增大且边缘模糊或核固缩、溶解消失等）。灶内有较多炎症细胞浸润，小血管周围可见淋巴细胞呈围管性浸润。部分切片可有卫星现象（神经细胞被少突胶质细胞围绕）及噬神经细胞现象（小胶质细胞包围吞噬变性坏死之神经细胞）。小坏死灶内胶质细胞增生形成胶质细胞结节。

诊断要点：神经细胞变性坏死形成软化灶；胶质细胞增生。

问题：

① 乙型脑炎患者的临床表现有哪些？

② 其预后如何？有哪些并发症？

③ 流行性脑脊髓膜炎和乙型脑炎的病变特点有何不同？

（3）星形胶质细胞瘤（astrocytoma）

低倍镜：肿瘤细胞梭形，呈束状、编织状和车辐状、流水状排列。肿瘤细胞排列稀疏，周围可见较多胶质纤维。

4-12-3

高倍镜：肿瘤细胞弥漫分布，肿瘤细胞核中等大小，未见核分裂，未见出血坏死。

诊断要点：肿瘤细胞小，核中等而圆；肿瘤细胞周围有胶质纤维。

问题：星形细胞胶质瘤的预后如何？哪种类型的预后最差？

（4）脑膜瘤（meningioma）

低倍镜：肿瘤细胞梭形，呈束状、编织状或车辐状，流水状排列，其间可见红染的发生玻璃样变的胶原纤维。

4-12-4

高倍镜：瘤组织内增生细胞以脑膜细胞为主，肿瘤细胞排列松散、呈片状混在纤维束中，细胞呈梭形或不规则形，细胞质丰富、红染、边界不清，细胞核卵圆形，核膜清晰、染色质稀疏；巢外侧增生细胞呈长梭形，核细长、深染，似纤维细胞，两类细胞排列成漩涡状结构。部分肿瘤细胞内可见蓝色钙盐沉积。间质血管丰富，部分血管壁增厚，出现玻璃样变或黏液样变，间质亦可见黏液样变。

诊断要点：肿瘤细胞梭形，呈束状、编织状排列；肿瘤组织中可见散在分布的片状脑膜细胞。

问题：脑膜瘤对机体的主要影响是什么？

（5）神经鞘瘤（neurilemmoma）

低倍镜：肿瘤细胞由分化较好的神经鞘肿瘤细胞（施万细胞）及纤维组织构成，呈不规则漩涡状或栅栏状排列，部分区域呈网状结构。

4-12-5

高倍镜：肿瘤细胞有两型。其一为长梭形细胞，边界不清，细胞质浅染，核细长、杆状或圆形，染色较深，互相紧密平行排列，呈栅栏状或不完全的漩涡状；其二为网状细胞，数量稀少，排列成稀疏网状，细胞间有较多黏液样物，可形成小囊腔。

诊断要点：部分肿瘤细胞呈栅栏状排列；部分肿瘤细胞排列成疏松网状结构。

（6）神经纤维瘤（neurofibroma）

低倍镜：肿瘤细胞由神经纤维束膜细胞、神经鞘细胞及成纤维细胞组成，肿瘤细胞排列成漩涡状或束状。

高倍镜：神经束膜肿瘤细胞呈纤细的波浪状排列，核呈杆状或椭圆形；肿瘤细胞间可见少量纤维间质及扩张充血的血管。

诊断要点：肿瘤细胞呈纤细波浪状排列，间质少量纤维间质和血管。

问题：神经纤维瘤与神经鞘瘤的主要区别是什么？

【病例讨论】

病例一

【病史摘要】

女性，50岁。

病史：患者于半年前出现无明显原因的头疼，去当地诊所诊治，血压不高，不发热，按感冒头疼服用解热止痛片治疗。3个月前，头疼逐渐加重，服用止痛片无效，遂诊为神经性头痛,加大药物剂量及应用哌替啶等强止痛剂,仍无效。突然死亡。

【尸检摘要】

心、肺等正常。开颅检查示大脑左半球额叶明显较对侧增宽。切面在左额叶脑实质内查见一灰白色肿瘤,肿瘤与周围组织界限不清,无出血,有多数小的囊性变,散在分布于肿瘤之中。左侧脑室受压变窄。脑干处可见枕骨大孔的压迹。

【讨论】

1. 根据所给资料,患者的死因是什么?

2. 如何解释其生前临床表现?

病例二

【病史摘要】

女孩,3岁。

病史:因高热抽搐1天入院。3天前精神食欲不好,有轻度咳嗽。1天前出现高热,反复呕吐,呈喷射状,之后患儿烦躁不安,出现抽搐。既往健康。

查体:体温 39.7℃ ,脉搏 132 次/min,呼吸 32/min,血压 10/6.5kPa(75/49mmHg)。急性病容,呈角弓反张体位,背部皮肤有多个针尖大出血点。前囟门饱满膨出,颈有抵抗,呼吸急促,双肺下叶可闻及少许细喘鸣。心界不大,心律齐,无杂音。全腹软,肝脾轻度肿大,Kernig 征阳性,Brudzinski 征阳性。

血常规检查:白细胞计数 $20.8×10^9/L$,中性分叶核细胞百分比 81%,杆状核细胞百分比 13%,淋巴细胞百分比 5%,嗜酸性粒细胞百分比 1%,CO_2 结合力 25%。

脑脊液检查:颅内压为 $268mmH_2O$,淡黄色、浑浊,细胞数 $25000/mm^3$,总蛋白 140%,糖 15%,氯化物 420%,细菌培养肺炎球菌(+)。

背部淤点采血涂片:革兰氏阳性球菌(+)。

入院后给予纠正水电解质紊乱及酸中毒、大量广谱抗生素及激素治疗,体温一度降至正常。但患儿陷入昏迷状态,血压时好时坏,于入院后 51 小时背部淤点突然增多、大片融合,血压下降,抢救无效死亡。

【尸检摘要】

大脑表面血管高度扩张充血,蛛网膜下腔浑浊不清,有较多灰白色脓性渗出物聚集。双肾上腺出血。两肺下叶散在分布灰白色病灶,镜下可见病灶处细支气管及周围肺泡腔充满中性粒细胞。心肌横纹消失。肝细胞肿大,细胞质内有的充满粉红色颗粒,有的出现脂肪空泡。

【讨论】

1. 根据所给资料,你考虑何种诊断?

2. 尸检所见各种病理改变间有什么联系?

3. 临床表现与病理改变间有何联系?

4. 讨论患者死亡原因。

【实验报告内容】

1. 绘流行性脑脊髓膜炎高倍镜图,并描述病变特点。

2. 绘乙型脑炎高倍镜图,并描述病变特点。

【思考题】

1. 列举流行性脑脊髓膜炎和乙型脑炎的病因、传播途径及病变等方面的异同。

2. 流行性脑脊髓膜炎和乙型脑炎都可出现颅高压症状,其发生机制有何不同?

3. 如何从组织细胞形态和免疫组织化学方面鉴别神经鞘瘤、平滑肌瘤和纤维瘤?

第13章 传染病及寄生虫病
(Infectious and Parasitic Diseases)

【本章概述】

本章主要介绍结核病、伤寒、细菌性痢疾、血吸虫病和阿米巴病。要求重点掌握结核病的基本病变及其转归、原发性肺结核病与继发性肺结核病的区别，伤寒、细菌性痢疾和血吸虫病的基本病变。

【实验目的】

1. 掌握结核病的基本病变，原发性肺结核病与继发性肺结核病的区别。

2. 熟悉常见肺外结核病的病变特点。

3. 掌握伤寒、细菌性痢疾、阿米巴病、血吸虫病的病变特点及临床病理联系。

【实验内容】

大体标本	病理切片标本
（1）原发性肺结核	（1）肺粟粒性结核
（2）肺粟粒性结核	（2）干酪性肺炎
（3）慢性纤维空洞型肺结核	（3）细菌性痢疾
（4）肺结核球（结核瘤）	（4）肠伤寒
（5）肠结核	（5）肠阿米巴病
（6）肠伤寒	（6）血吸虫性肝硬化
（7）细菌性痢疾	
（8）肠阿米巴病	
（9）肝阿米巴脓肿	
（10）血吸虫性肝硬化	
（11）脾淤血性肿大	

1. 大体标本

（1）原发性肺结核（primary complex of lung）

病变特点：肺组织中间带（上叶下部或下叶上部）近胸膜处见一黄豆大小的干酪样坏死病灶，其色灰黄，质致密，干燥（若病灶陈旧，边缘可有纤维包膜），肺门及支气管周围淋巴结明显增大，呈干酪样坏死改变（结核性淋巴管炎在标本中往往不易查见）。

（2）肺粟粒性结核（miliary tuberculosis of lung）

病变特点：肺脏表面及切面可见许多粟粒大小的灰白色病灶，边界清楚，分布均匀。

问题：粟粒性病变是怎样产生的？它与原发复合征有无关系？

（3）慢性纤维空洞型肺结核（chronic fibrous-cavernous tuberculosis of lung）

病变特点：肺上叶见一陈旧性的厚壁空洞，壁粗糙，其外有较厚的纤维组织增生，附近组织纤维化。其余肺组织，尤其是肺下叶，见到大小不等、新旧不一的多个灰黄色（干酪样）病灶。

问题：

① 大体上如何区分急性空洞与慢性空洞？

② 大小不同的空洞，其愈合方式有何不同？

③ 肺上叶空洞与下叶散在分布的结核病灶有何联系？

④ 如患者存活，上述病变还可发生什么变化？

（4）肺结核球（结核瘤）（tuberculoma）

病变特点：肺组织，切面上可见一孤立的、边界清楚的干酪样坏死灶，与周围组织分界清楚。

问题：

① 结核球是静止性结核还是活动性结核？

② 结核球在临床上应注意和什么病鉴别？如何鉴别？

（5）肠结核（tuberculosis of intestine）

病变特点：

① 增殖型：回肠一段，肠壁因结缔组织增生而明显增厚，黏膜粗糙不平，有许多细小的息肉向肠腔内突起（严重时可使肠腔狭窄）。切面可见灰黄色干酪样坏死灶与大量灰白色增生的纤维组织。

② 溃疡型：回肠一段，黏膜面见多个溃疡，呈环形或腰带形，其长轴与肠的长轴垂直。溃疡边缘不整齐，如鼠咬状，溃疡底部可深达肌层或浆膜层，其相对的浆膜面有纤维素渗出和粟粒结节形成。

（6）肠伤寒（typhoid fever of intestine）

病变特点：回肠下段集合淋巴小结及孤立淋巴小结呈椭圆形或圆形肿胀，突起于肠黏膜面，质软，边界清楚。部分肿胀的集合淋巴小结表面凹凸不平，形如脑回。部分淋巴小结中心坏死，坏死物脱落后形成边缘整齐的溃疡，溃疡长轴与肠管长轴平行。

问题：本病变的溃疡形态特征是如何形成的？

（7）细菌性痢疾（bacillary dysentery）

病变特点：结肠黏膜表面覆有一层灰黄色糠皮样膜状物（即假膜），几乎累及整个黏膜面。部分假膜脱落形成浅表溃疡，形态不规则，其底和边缘较平整，整个肠壁充血肿胀。

问题：

① 临床上患者有何异常表现？

② 此处溃疡是否容易穿孔？为什么？

（8）肠阿米巴病（amoebiasis of the colon）

病变特点：结肠标本，肠黏膜面可见多数针尖大小的不规则形溃疡，边缘呈潜行性，溃疡间的肠黏膜大致正常。

问题：如何鉴别肠阿米巴病及细菌性痢疾？

（9）肝阿米巴脓肿（amoebic abscess of the liver）

病变特点：肝切面，见右叶有一大脓肿，其中可见巧克力样坏死组织（有的已流失，形成空腔），边缘部见黄白色絮状坏死物，脓肿无明显纤维包膜。周围肝组织受压产生淤血，有的标本中可见肝包膜已穿破。

问题：

① 此脓肿与化脓菌引起的脓肿有何区别？

② 哪些疾病可引起肝右叶的占位性病变？

（10）血吸虫性肝硬化（schistosomiasis cirrhosis）

病变特点：肝脏表面被纵横浅沟分割成块（地图状分叶肝）。切面见增生的结缔组织沿门静脉分支，呈树枝状分布，故又名干线型肝硬化。汇管区增宽明显，有的标本门静脉腔内可见血栓形成。

（11）脾淤血性肿大（congestion of spleen）

病变特点：脾脏极度肿大，包膜较厚、粗糙，切面呈暗红色，小梁组织增生，并有散在分布的黄褐色含铁血黄素结节。

2. 病理切片标本

（1）肺粟粒性结核（miliary tuberculosis of lung）

低倍镜观察：肺组织内弥漫散在的实变病灶及结核结节。周围肺组织有不同程度炎症反应。

4-13-1

高倍镜观察：结核结节成分有上皮样细胞、朗汉巨细胞和淋巴细胞，中央呈干酪样坏死，结节外围尚见纤维组织增生。周围肺组织有不同程度炎症反应：肺泡壁血管扩张充血，肺泡腔内充满炎性渗出物，部分区域可见肺泡壁破坏，小肺泡融合为大肺泡现象。

诊断要点：结核结节形成和干酪样坏死灶。

（2）干酪性肺炎（caseous pneumonia）

低倍镜观察：肺组织内可见成片的粉染无结构干酪样坏死灶，坏死灶周围肺组织有明显炎性渗出物。有的区域可见少量上皮样细胞及朗汉巨细胞。

4-13-2

高倍镜观察：坏死灶大部分肺组织结构完全消失，仅周边可见肺泡隔及细胞轮廓。部分区域肺泡上皮增生，腔内充满渗出之浆液、纤维素，炎症细胞浸润以巨噬细胞多见。

诊断要点：肺组织内有大量纤维素及干酪样坏死物；炎症细胞浸润以巨噬细胞为主。

（3）细菌性痢疾（bacillary dysentery）

低倍镜观察：肠黏膜浅表部分的上皮细胞坏死脱落，代之以一层纤维素渗出物（假膜）。

4-13-3

高倍镜观察：假膜主要由纤维素细丝交织而成，其间网罗着中性粒细胞及上皮细胞的碎屑，整个肠壁特别是黏膜及黏膜下层明显充血、水肿及灶性出血，并有少量中性粒细胞及巨噬细胞浸润。

诊断要点：部分肠黏膜被破坏；黏膜表面纤维素渗出，即假膜形成。

（4）肠伤寒（typhoid fever of intestine）

低倍镜观察：回肠切片，表面黏膜坏死脱落形成溃疡，可见团块状的伤寒结节（伤寒肉芽肿）。

高倍镜观察：肠黏膜下淋巴组织肿胀，大量巨噬细胞增生，吞噬淋巴细胞、红细胞及细胞碎片等（伤寒细胞），伤寒细胞聚集成团，形成伤寒结节。

诊断要点：伤寒结节形成。

（5）肠阿米巴病（amoebiasis of the colon）

4-13-4

低倍镜观察：结肠组织切片。部分肠黏膜发生液化性坏死，形成无结构红染物质，周围黏膜仅见充血出血及少量淋巴细胞、浆细胞浸润；溃疡底部和周围可见残存的坏死组织，周围炎症反应不明显。

4-13-5

高倍镜观察：坏死组织和活组织交界处可找到阿米巴滋养体，呈圆形，直径 $20\sim40\mu m$，核小而圆，细胞质嗜酸性，其中可见红细胞、淋巴细胞和坏死组织碎片。滋养体周围有一空晕（组织被溶解之故）。病灶内炎症反应轻微，肠壁肌层及浆膜有较多巨噬细胞、浆细胞和淋巴细胞浸润。

诊断要点：肠黏膜变质性炎；查找到阿米巴滋养体。

（6）血吸虫性肝硬化（schistosomiasis cirrhosis）

4-13-6

低倍镜观察：肝组织，汇管区附近可见深蓝色虫卵结节及嗜酸性脓肿，肝细胞受压萎缩，门静脉分支可有静脉炎。虫卵结节分急性和慢性两种。

高倍镜观察：肝小叶结构保存，多数汇管区可见虫卵结节。

① 急性虫卵结节：中心为成熟虫卵，卵壳薄、色淡黄、折光性强。虫卵周围可见红染的放射状火焰样物质（Hoeppli 现象），在其周围可见大量变性、坏死的嗜酸性粒细胞。有的标本可见肉芽组织长入结节中心，结节周围出现放射状排列的上皮样细胞，嗜酸性粒细胞显著减少（晚期急性虫卵结节）。

② 慢性虫卵结节：由死亡虫卵、上皮样细胞、异物巨细胞、淋巴细胞和成纤维细胞组成，又称为假结核结节。部分标本可见成纤维细胞大量增生，胶原纤维形成，出现略呈同心圆排列的纤维性虫卵结节。

诊断要点：汇管区虫卵结节形成。

问题：为何在血吸虫性肝硬化早期就会出现门静脉高压？

【病例讨论】

病例一

【病史摘要】

女性，22 岁。

病史：患者于 1 个月前因受凉感冒头痛，自行服用感冒药。26 天前畏寒发热，头痛加重，呈刺痛，尤以前额为重。17 天前开始呕吐，呈喷射状，呕吐物为胃内容物，无血。在当地按"感冒"治疗，未见好转，遂入院就诊。

查体：体温 40℃，脉搏 110 次/min，呼吸 20 次/min，血压 14/10kPa（105/75mmHg）。呈痛苦热病容，嗜睡，意识恍惚，双瞳孔等大对称，对光反射存在。颈项强直，心肺检查未见异常。腹部稍凹陷，全腹有压痛。神经系统检查：浅感觉存在，浅反射及腹部反射减弱，深反射减弱，膝反射（−），跟腱反射（−）。Kernig 征阳性及 Brudzinski 征阳性。

血常规检查：白细胞计数 $9.6×10^9$/L，中性粒细胞百分比 60%，淋巴细胞百分比 40%。

脑脊液检查：压力高，糖低，蛋白高，细胞数高，查见抗酸杆菌。

X 线检查：双肺上叶各有 1～2 个结节状阴影伴钙化，边缘出现灶状模糊的云雾状阴影。

诊断：流行性脑脊髓膜炎。

【讨论】

1. 根据所学的知识，你认为临床诊断是否正确？正确的诊断为何疾病？

2. 该患者肺脏及脑为何种病变？两者之间有什么关系？

3. 如何解释此病例中出现的症状、体征及阳性化验结果？

病例二

【病史摘要】

男性，18 岁。

病史：患者因持续性发热伴腹泻 8 天，今日解黑便一次而入院。

查体：体温 39.9℃，脉搏 90 次/min，呼吸 30 次/min，血压 14.6/9.3kPa（110/70mmHg）。肝肋下 2cm，质软。脾肋下 1.5cm，质软。

实验室检查：白细胞计数 $3.3×10^9$/L，中性粒细胞百分比 65%，淋巴细胞百分比 32%。肥达氏反应阳性。血培养有伤寒杆菌生长。

入院 2 周后退烧，食欲转好。某日中午进食后感腹胀明显，傍晚突然出现下腹部剧烈疼痛，伴恶心、呕吐。查体：腹肌紧张，右下腹压痛、反跳痛明显。体温 38.5℃，白细胞计数 $13×10^9$/L，中性粒细胞百分比 85%。紧急手术，术中见回肠下端穿孔。

【讨论】

1. 对该患者做何诊断？为什么？

2. 从本病例中应吸取哪些教训？

病例三

【病史摘要】

男性，40 岁。

病史：患者因肝大、上腹部疼痛 3 个月，低热、心悸、呕吐、腹泻伴上腹部疼痛加重 5 天而就诊。3 个月前无明显诱因出现上腹部钝痛，曾到某诊所进行检查，临床诊断为肝肿大，考虑为肝炎。经过相应治疗，病情一直无明显好转，并逐渐出现低热、心悸等症状，上腹部疼痛逐渐加重。5 天前又出现恶心、呕吐及腹泻。患者否认既往确诊肝炎病史。

查体：精神萎靡，端坐呼吸，不能平卧，心音弱，心率 112 次/min，血压 8.0/5.3kPa（60/40mmHg），双肺呼吸粗糙，肝剑突下三指，边缘清楚。

B 超检查：肝左叶中部可见一 12cm×10cm 液性暗区，边界清楚。

心电图检查：窦性心律，112 次/min，心电图大致正常。

X 线检查：右侧膈肌升高。

患者在进行 B 超、心电图、胸透等检查后，下楼时突然面色苍白，四肢厥冷，血压下降，心跳停止而死亡。

【尸检摘要】

大体检查：心包显著扩大，大小 18cm×16cm×11cm，内含暗红色液体约 1450ml。肝脏重 850g，肝大，剑突下 5.2cm 处，左叶中部可见一大小约 13.2cm×11.3cm×10.2cm 的近似圆形的单房"脓肿"，内含棕褐色黏稠液体，有似烂鱼肠的腐臭味。"脓肿"上方肝组织及膈肌菲薄，与心尖部心包粘连并相通。盲肠及升结肠黏膜可见数个大小不一的圆形溃疡，直径在 0.8～2.5cm，边缘呈潜行性。肠系膜淋巴结肿大，直径在 1.2～2.3cm，质软。

显微镜检查：在肝"脓肿"及结肠溃疡周边部均查到阿米巴大滋养体。

【讨论】

1. 本例的病理诊断及诊断依据是什么？

2. 从病理学角度分析该病例的发生发展，并解释相应的临床症状。

【实验报告内容】

1. 绘肺粟粒性结核高倍镜图，并标明结构组分。

2. 绘伤寒结节高倍镜图，并标明结构组分。

3. 绘肝急性血吸虫病低倍镜图。

【思考题】

1. 简述原发性肺结核的病变特点、播散途径及转归结局。

2. 继发性肺结核包括哪几型？各型的病变特点及临床病理联系如何？

3. 原发性肺结核与继发性肺结核有何区别？

4. 肺外器官结核常累及哪些组织、器官？它们各有何病理特征和相应的临床表现？

5. 伤寒的基本病变是什么？肠道病变有何特点？

6. 急性细菌性痢疾的特征性病变是什么？其肠道溃疡有何特点？

7. 结合标本观察，比较肠道发生溃疡疾病的病变特点及其临床表现。

8. 肠伤寒和肠结核均累及回肠，为什么溃疡形态不同？

第五部分　综合性实验设计及应用

综合性实验是指内容涉及本课程的综合知识或相关课程知识的实验。其知识点可以是学科内一个或多个章节教学内容的总和，也可以是跨学科相关知识点的综合。其主要培养学生综合运用所学知识和实验方法、实验技能，分析和解决问题的能力。

第1章　血涂片制作和外周血细胞计数

一、实验原理

血涂片技术是研究血液中各类血细胞比例及形态的关键技术。通过血涂片能够获得血细胞的形态、数量、比例及血红蛋白的含量等信息，这些信息合称为血象。血象是几乎所有疾病诊断、预后及治疗方案制定的重要参考指标。

Wright染料是由碱性染料亚甲蓝和酸性染料伊红组成的伊红亚甲蓝染料。其中，甲醇作为Wright染料的溶剂，在制样过程中，利用甲醇强大的脱水力，在将细胞固定在一定形态的同时，增加细胞结构的表面积。甲醇吸附染色液中的水，导致样品升温，能够加速染色反应。细胞中的碱性物质能够与Wright染料中的酸性染料伊红结合，从而被染成红色，如红细胞中的血红蛋白及嗜酸性粒细胞、嗜酸性颗粒；而细胞中的酸性物质则与碱性染料亚甲蓝结合，从而被染成蓝色，如淋巴细胞细胞质及嗜碱性粒细胞细胞质中的嗜碱性颗粒等。另外，中性粒细胞的中性颗粒呈等电状态，与伊红和亚甲蓝均可结合，从而被染成淡紫红色。

二、实验步骤

1. 用毛细吸管吸取EDTA抗凝的外周血或直接采集的患者末梢血 $5\sim7\mu l$。

2. 将血滴滴至载玻片的一端。

3. 一只手持载玻片，另一只手持推片，将推片接近血滴处。然后轻轻接触血滴并压在血滴上，使血液呈"一"字形展开，充满推片宽度。

4. 将推片与载玻片形成30°夹角，用均匀的速度将血向载玻片的另一端推动。红细胞比容发生变化时，应适当调整推片与载玻片的角度以及推动血液的速度。标准的血涂片应头、体、尾分明，两边和两端留有空隙。

三、思考题

1. 利用血涂片进行不同类型的血细胞计数。

2. 除了血涂片外，是否有其他方法研究血液中各类细胞的比例及数目？

3. 如何运用外周血细胞计数结果初步判断患者是否有炎症？哪类数值升高提示有化脓菌感染？哪类数值升高提示有寄生虫感染？

第2章　空气栓塞实验

一、实验原理

兔耳缘静脉空气栓塞实验是医学研究中常用的一种动物研究实验。经耳缘静脉注射的空气可迅速到达右心,由于心脏的收缩和舒张,空气和血液被搅拌成大量泡沫血而充满心腔,当心肌收缩时,可阻塞肺动脉出口,血液不能有效搏出,而心脏舒张时,气泡又变大,阻碍静脉血回流入右心,造成严重循环障碍。家兔血液不能到达肺部进行气体交换,从而使机体缺氧、活动增多(烦躁)、呼吸加深加快予以代偿。由于泡沫血无效循环,家兔缺氧继续存在,直至活动减弱,嘴唇发绀,最终死亡。

二、实验内容和步骤

首先观察家兔在正常情况下的呼吸、活动、口唇黏膜颜色等;实验组从兔耳缘静脉注射空气 10ml,15s 内注射完成;阴性对照组从兔耳缘静脉注射生理盐水 10ml。观察并记录家兔在此期间的呼吸、口唇、瞳孔、精神状态以及四肢肌张力等指标的变化。待家兔呼吸停止后,立即对其进行解剖,观察其心、肺等脏器的变化。剪开心包,观察左、右心有无泡沫状血液,在胸腔内注入水,使之淹没心脏,先后剪开左、右心房,观察有无气泡逸出。

三、实验结果

1. 待空气注射完毕,观察家兔表现,包括活动状态、呼吸频率、口唇色泽、瞳孔大小及大小便情况,发现家兔瘫倒于试验台,呼吸心跳加快,起初有挣扎,持续数十秒后活动减弱,口唇发绀,口鼻有粉红色泡沫液体流出。

2. 开胸剪开心壁,观察心腔内现象,如右侧心房内有无泡沫状血液。

四.思考题

1. 简述空气栓塞时栓子的运行途径。

2. 临床上哪些情况下有可能发生空气栓塞? 如何避免空气栓塞的发生?

第3章 免疫组织化学与肿瘤病理诊断

应用免疫学抗原-抗体反应,即抗原与抗体特异性结合的原理,通过化学反应,使标记抗体的显色剂(荧光素、酶)显色,从而对组织细胞内抗原(多肽和蛋白质)进行定位、定性及定量的研究,称为免疫组织化学技术或免疫细胞化学技术。

常规肿瘤病理活检中,大约10%标本的诊断并不明确。对于此类标本的组织来源、良恶性鉴别及分型,需采用免疫组织化学技术检查进行鉴别。目前,免疫组织化学技术在临床肿瘤病理诊断上的应用主要有以下三方面。

1. 提高肿瘤诊断准确性

免疫组织化学技术可鉴别切片标本形态变化差异不大的增生性质(如当淋巴结反应性增生和恶性淋巴瘤不易鉴别时,可作 T 和 B 淋巴细胞标记,如果是单独某一种细胞弥漫分布,则考虑淋巴瘤,反应性增生细胞则两者都有,且分布有一定规律);明确肿瘤起源和鉴别原发瘤、继发瘤。如有些转移瘤常常由于缺乏特有的组织形态学特征而无法确定其原发灶,运用免疫组织化学技术不仅可以鉴别癌的原发与继发问题,而且有助于找到某些转移性肿瘤的原发瘤。如转移性甲状腺癌或转移性前列腺癌,分别用甲状腺球蛋白和前列腺特异性抗原等标记物,则可明确原发部位。

2. 协助判断肿瘤分化程度

一般而言,肿瘤细胞分化程度越差,对细胞内原有的某些成分表达就越少。通过免疫组织化学技术检测肿瘤细胞内某些抗原物质的表达,可显示其分化程度。目前,已有一些反映细胞增生和与肿瘤恶性程度有关的标记物应用于临床病理诊断,如恶性肿瘤相关核抗原(Ki-67)、增殖细胞核抗原(proliferation cell nuclear antigen,PCNA),此类标记物对恶性肿瘤的阳性诊断率在95%以上。阳性细胞越多,其肿瘤恶性程度越高,预后越差,尤其是恶性淋巴瘤、乳腺癌。

3. 判断肿瘤耐药性

研究显示,许多恶性肿瘤对化疗不敏感是由于肿瘤细胞内多药耐药基因(multidrugresistance gene,MDR)编码的酶及蛋白活性增加,如二氢叶酸还原酶及 P-糖蛋白活性增加。用 MDR 免疫组织化学技术可检测出肿瘤细胞内的这些酶或糖蛋白,以了解肿瘤是否具有耐药性。这对探讨如何调控肿瘤细胞耐药性以达到有效治疗具有重要意义。

一、实验内容和步骤

1. 实验内容

某患者肠壁组织切片,光镜下观察肿瘤细胞体积小,核小而深染,核分裂象多见,可见病理性核分裂,肿瘤细胞浸润肠壁平滑肌层,如何运用免疫组织化学技术染色判断肿瘤细胞是癌还是肉瘤?如何识别肠黏膜腺体、腺癌组织与肠壁组织?

依据上皮组织表达细胞角蛋白(cytokeratin,CK)和上皮膜抗原(epithelial membrane

antigen，EMA）、非上皮组织（间叶组织）表达波形蛋白（vimentin，VIM）鉴别肿瘤细胞来源，鉴别正常肠腺、腺癌组织和肠壁组织。

2．实验步骤

（1）切片常规脱蜡至水。

（2）0.01mol/L PBS 溶液（pH7.4）冲洗 3 次，每次 3min，用吸水纸吸取组织多余水分。

（3）每张切片加 1 滴过氧化酶阻断溶液（以阻断内源性过氧化物酶的活性），室温下孵育 10min。

（4）0.01mol/L PBS 溶液（pH7.4）冲洗 3 次，每次 3min，用吸水纸吸取组织多余水分。

（5）每张切片加 1 滴正常非免疫性动物血清，室温下孵育 10min。

（6）吸去血清，每张切片加 1 滴一抗，室温 1h（室温约 25℃）。建议此步骤在湿盒中进行，防止切片干燥。

（7）0.01mol/L PBS 溶液（pH7.4）冲洗 3 次，每次 3min；用吸水纸吸取组织多余水分。

（8）每张切片加 1 滴生物素标记的二抗，室温下孵育 10min。

（9）0.01mol/L PBS 溶液（pH7.4）冲洗 3 次，每次 3min ，用吸水纸吸取组织多余水分。

（10）每张切片加 1 滴过氧化物酶溶液，室温下孵育 10min。

（11）0.01mol/L PBS 溶液（pH7.4）冲洗 3 次，每次 3min，用吸水纸吸取组织多余水分。

（12）每张切片加 2 滴新鲜配制的 DAB 溶液显色（显微镜下观察 1～5min，发现棕色改变，立即用自来水冲洗）。

（13）苏木素复染 30s，自来水轻洗。

（14）1％盐酸分化 2～5s。

（15）自来水冲洗返蓝 5～10min。

（16）95％乙醇溶液脱水。

（17）晾干，用中性树胶封固。显微镜下观察。

需要注意的是，免疫组织化学技术染色必须设定对照组，且每一批染色都应该设有阴性对照和阳性对照。阴性对照可以使用 PBS 或者正常非免疫动物血清；阳性对照可以使用已知的阳性切片，也可以使用购买的阳性切片。没有对照的染色，其结果的判断是不可信的。

二、实验结果

组织切片背景清晰，棕黄色颗粒明显，定位准确，阳性细胞在 5％以上可定为阳性。组织切片特定位置无棕黄色颗粒为阴性。

本实验显示，上皮性恶性肿瘤（癌）均表达细胞角蛋白（CK），非上皮性肿瘤（肉瘤）几乎全部表达波形蛋白。肠黏膜腺体细胞角蛋白阳性，腺癌组织细胞角蛋白和上皮膜抗原阳性，肠壁平滑肌波形蛋白表达阳性。

三、思考题

1. 免疫组织化学技术为什么特异性强？

2. 某患者肿瘤组织病理切片，HE 染色显示为小圆形肿瘤细胞，光镜下形态分化差，难以确定是癌、肉瘤或是淋巴瘤、黑色素瘤？试用免疫组织化学技术鉴别该患者恶性肿瘤类型。

（参考资料：已知波形蛋白表达于几乎所有的间叶性肿瘤，但黑色素瘤和部分淋巴瘤也有表达。白细胞共同抗原（leukocyte common antigen，LCA）对淋巴瘤的诊断具有高度特异性（97％）和敏感性（100％）。S-100 蛋白在正常情况下表达于黑色素细胞、Langerhans 组织细胞、软骨细胞、脂肪细胞、施万细胞、星形细胞、少突胶质细胞、室管膜细胞、外分泌汗腺、网状细胞、涎腺和肌上皮细胞，对原发性和转移性恶性黑色素瘤诊断的敏感性达到 95％以上。需注意的是，只有细胞质和细胞核或细胞核阳性才能判定为真正的阳性。）

3. 如何运用免疫组织化学技术鉴别低分化肺鳞癌和肺腺癌？

（参考资料：腺癌与鳞癌鉴别的免疫组织化学标记物可选用 TTF-1、Napsin-A、P63、P40和 CK5/6，其中，P40 和 TTF-1 可解决大部分腺癌和鳞癌的鉴别诊断问题。）

4. 如何运用免疫组织化学技术检测乳腺癌患者是否适用内分泌疗法？

第六部分　附　录

附录1　石蜡切片及染色方法

光学显微镜是研究、观察组织和细胞的正常结构及其病理变化的一种常用工具。为了在光镜下清晰地观察组织和细胞的微细结构，需把组织制成薄片，再用不同的染色方法显示组织和细胞的形态，或组织和细胞中某些化学成分含量的变化。尽管现代组织学和细胞学研究中已经应用了不少新的方法和仪器，如电子显微技术、免疫组织化学技术、原位杂交技术和显微图像分析等，但显微制片仍然是最基本的、应用最广的技术。

生物显微制片有许多不同的方法，例如切片法、涂片法、铺片法、压片法、膜片法、整装片法等。切片法又包括石蜡切片法和冰冻切片法。石蜡切片法，可以切出较薄的切片（5～8μm），且易于制成连续切片。冰冻切片较石蜡切片法简便而迅速，适合快速检查组织与病理诊断，但冰冻切片较厚（10μm以上），且不适合连续切片。

切片标本的制作方法虽有不同，但一般都要经过取材、固定、包埋、切片和贴片、染色、封固等步骤。① 取材：根据观察的目的选取动物或人体的组织；② 固定：尽可能保持组织和细胞的原有结构；③ 包埋：把组织包埋在一定的介质中，使组织变硬，便于切片；④ 切片和贴片：用切片机将组织块切成薄片，并贴于载玻片上；⑤ 染色：将组织细胞内部结构染上不同颜色，便于分辨各种微细结构，最常用的是 HE 染色；⑥ 封固：用封固剂和盖片封固，以利于长久保存。

本章重点介绍石蜡切片及 HE 染色的原理及详细的制作过程。

第1节　石蜡切片的制作

1. 取材

取材是制片的第一步，一般标本的取材应根据观察目的和要求选取动物或人体（手术切除标本或新鲜尸体）的组织器官。取材时应注意以下几点。

① 取材愈新鲜愈好，取材时要迅速、准确，避免组织发生收缩、变形和自溶。

② 取材所用的刀和剪等要锐利，剪切动作要轻柔，避免损伤组织。

③ 取材的部位应恰当，易于说明问题。

④ 所取组织块的大小要适当，便于固定液的穿透。

2. 固定和固定剂

固定（fixation）的目的是尽量保持组织或细胞的原有形态结构及化学组成，防止组织的自溶与腐败。因此，一般固定剂必须具备下列条件：

① 能迅速使蛋白质变形、凝固或沉淀，使细胞保持原有的形态结构，并产生不同的折光率。

② 固定剂应有较强的渗透力,使组织块的内部能被即时固定。

③ 固定剂对组织应有媒染的作用,使不同的组织成分对染料有不同的亲和力,使细胞各部易于着色。

④ 固定剂应适当硬化组织,以利于切片。

(1) 常用固定剂

固定剂分为单纯固定剂和混合固定剂两大类。单纯固定剂即是用单一的药品作为固定剂,如乙醇、甲醛、冰醋酸、升汞等。某种固定剂只是对细胞的某种成分固定得较好,而不能将所有成分都保存下来,如无水乙醇虽可固定肝糖,但不能固定脂肪,因脂肪易于溶于乙醇,所以,单纯固定剂有它的局限性。混合固定剂是由几种药品配合起来,可以使各自的优缺点互相补充,成为完美的固定剂,故一般常用混合固定剂固定。

1) 单纯固定剂

① 甲醛($HCHO$)(formaldehyde)

商品甲醛为 37%～40% 甲醛水溶液。一般用作固定的浓度为 4% 甲醛,也就是习惯上称为 10% 福尔马林(Formalin)。将 1 份商品甲醛与 9 份水混合即成 10% 福尔马林。

甲醛不能沉淀白蛋白及核蛋白,但可使蛋白质化合,发生交联作用。它是一种应用广泛、使用简单的固定液,具有穿透速度快、固定均匀、组织收缩小、硬度适当等优点,适用于一般器官组织的固定及保存,对脂肪、神经组织的固定效果尤其好,更适于病理组织的制片及大体标本的保存。一般组织需固定 24h 以上。

甲醛是一种强还原剂,不能与铬酸、重铬酸钾、锇酸等氧化剂混合,因为它极易被氧化为甲酸。不纯的甲醛容易产生甲酸,使溶液变为酸性,影响核的染色。可用下法配置 10% 中性福尔马林,pH 为 7.0 左右。

40%甲醛	100ml
蒸馏水	900ml
磷酸二氢钠	4.0g
磷酸氢二钠	6.5g

② 乙醇(C_2H_5OH)(alcohol)

乙醇又名酒精,可沉淀白蛋白、球蛋白、核蛋白,后者易溶于水,所以经酒精固定的标本对细胞核染色不良。乙醇溶解脂肪和类脂体,所以不能用乙醇固定脂肪。乙醇可沉淀肝糖,但仍可溶解于水,因此肝糖经酒精固定后不能在浓度低于 70% 的酒精中保存。单独用于固定的为 95% 或 100% 的乙醇。酒精除固定作用外,还具有硬化和脱水的作用。无水酒精穿透力弱,且对组织收缩较大,易引起组织过度硬化,导致切片失败。乙醇是一种还原剂,不可与重铬酸钾、锇酸、铬酸配置成混合固定剂。

③ 氯化汞($HgCl_2$)(mercury bichloride)

氯化汞又称升汞,呈白色针状结晶,能升华,是一种极毒的药品,对黏膜有腐蚀作用,使用时需特别当心。

氯化汞可使蛋白质沉淀和凝固,对一般染色效果好。但氯化汞渗透力弱,对组织收缩较大,故多与冰醋酸、铬酸钾等混合使用。经氯化汞固定的组织内会产生"汞"色素,故切片在染色前应先经 0.5% 碘酒处理 3～5min,除去色素,然后用 2% 硫代硫酸钠水溶液去碘处理 1～2min。

④ 醋酸（CH_3COOH）（aceticacid）

醋酸又名乙酸。纯醋酸在室温 17℃ 以下呈结晶状，所以又称冰醋酸。它的渗透力强，能使核蛋白沉淀，故对染色质固定良好。它的最大优点是对组织有膨胀作用，防止组织硬化，在含有乙醇或苦味酸的混合固定液中可起缓解收缩的作用。

⑤ 重铬酸钾（$K_2Cr_2O_7$）（potassium dichromate）

重铬酸钾为强氧化剂，不能与乙醇等还原剂混合。它的穿透速度快，对组织收缩小，还稍有膨胀作用。经重铬酸钾固定的组织对酸性染料着色良好，其混合固定液被广泛用于组织学实验中。固定后的组织需经流水冲洗 12～24h。

⑥ 苦味酸[三硝基（苯）酚，$C_6H_2(NO_2)_3OH$]（picric acid）

苦味酸干品为黄色结晶，有爆炸性，故通常制作成饱和溶液备用（100ml 蒸馏水加 1.2g 苦味酸）。

苦味酸能沉淀一切蛋白质，对细胞质固定较好。但苦味酸的渗透力弱，且对组织有显著的收缩作用，一般很少单独使用。经苦味酸固定的组织往往为黄色，可用 70％ 酒精或 0.13％ 碳酸锂溶液将黄色出去。

⑦ 四氧化锇（OsO_4）（osmic acid）

四氧化锇又名锇酸，是一种淡黄色结晶体，为氧化剂 OSO_4，不可与酒精、甲醛混合。在配制使用过程中，器皿需特别洁净，固定浓度为 1％～2％ 水溶液。需用棕色瓶贮存于 4℃ 冰箱内。

锇酸对保存细胞蛋白质微细结构良好，故多用于电镜标本的固定，亦是脂肪及类脂体的唯一固定剂。锇酸的渗透力弱，用于固定的组织块必须小而薄。

2）混合固定剂

① Carnoy 液

配方为：

纯酒精	60ml
冰醋酸	10ml
氯仿	30ml

此液穿透速度快，小块组织固定 1～2h（室温）即可。常采用冷固定（4℃）以减少组织收缩，时间以不超过 12～18h 为好。可用于一般组织学固定，可作为组织化学常用固定剂，特别是用于糖原、RNA 及 DNA 的固定。

② Zenker 液

配方为：

重铬酸钾	2.5g
氧化汞	5.0g
（硫酸钠	1.0g）
蒸馏水	95ml
冰醋酸	5.0ml

配制时将重铬酸钾、氧化汞一起置于蒸馏水中，加温 40～50℃ 使其溶解，冷后过滤，贮于棕色瓶内，成为贮存液。用时取此液 95ml 再加入冰醋酸 5ml 即成。此固定液对细胞质及细胞核都固定很好，染色清晰，着色稳定。一般固定时间为 12～24h。固定后需经流水冲洗 24h，用碘去汞，再转入脱水剂。

③ Bouin 液

配方为：

苦味酸饱和液	75ml
甲醛（37%～40%）	25ml
冰醋酸	5ml

在使用前配制。

Bouin 液为常用的固定液，此液穿透速度极快，固定均匀且收缩较小，对绝大多数器官和组织固定良好，尤其适用于胚胎连续切片和整装切片，但对肾脏结构保存不利。固定时间一般为 12～24h。

（2）固定方法和时间

1）浸透固定

浸透固定（immersion fixation）是将组织切成小块，直接投入固定液中固定。这是最简便、最常用的固定方法。如一次要处理许多标本，可采用此方法。可是，浸透固定的固定液是从组织表面逐渐渗入的，因此组织中细胞位置的不同可导致固定程度的差异。为了尽可能减少这种差异，在切组织时，尽可能迅速地将组织切成数毫米见方、厚度为 1mm 以下的薄片。浸透固定时间根据固定液的浓度、组织的种类的不同而不同，一般在组织被切成薄片以后，以浸透 30～90min 为佳。

2）灌注固定

免疫组织化学标本固定一般采用心内灌流固定法（perfusion fixation），尤其是神经组织的固定更应如此。动物（如大鼠）经腹腔注射戊巴比妥钠等麻醉或乙醚吸入麻醉后，开胸暴露心脏，用眼科剪剪开心尖，将灌流针头经左心室插入主动脉，切开右心房形成一个血液流出口。根据靶器官的不同，可以选择不同的固定液入口。比如，肝脏从门静脉灌注，肺脏从肺动脉进行灌注。先快速灌入 100ml 生理盐水＋0.01% 肝素，防止血液凝固并驱除血液，此过程须在 2min 内完成。接着滴注 400ml 4℃的固定液。灌流瓶内的液面应高出动物心脏 1m，以使灌流压略高于动物收缩压。灌流时先快速冲灌 1min，然后调慢灌流速度，以在 1h 内完成。灌流后将动物置于撒有少量同样固定液的塑料袋内。入 4℃冰箱内置 1h，取出拟检组织，放入同样固定液内后固定 2～4h。

（3）固定应注意的几个问题

① 动物死后半小时内固定为最好，最迟不得超过 2h。

② 组织的大小以 1cm×1cm×0.3cm 为宜，厚度一般不超过 0.5cm。某些柔软的组织不宜切成薄片，可先以大块组织固定，待组织稍硬化再改切成小块继续固定。

③ 根据组织的特点、染色方法等选择合适的固定液。

④ 固定液的量一般以组织块大小的 20～30 倍为宜。勿使组织块贴于瓶底或瓶壁，最好在固定组织的瓶底垫上棉花或纱布，使固定液能从各个方向渗入。

⑤ 固定时间视固定液的性质及渗透力的强弱、组织类型、组织块的大小、温度等而定，最好不超过规定时间，以免组织过度硬化和收缩。

3. 组织冲洗、脱水和透明

（1）组织冲洗

固定的材料一般都需经过冲洗（tissue washing），冲洗的目的是吸取残余的固定液，停止固定液继续对组织的作用，以免影响染色。冲洗的方法，则根据使用的固定液的种类而定，分别用水冲洗或酒精浸洗。

固定剂以水配制的用流水冲洗。含升汞、重铬酸钾和铬酸的固定液（如 Zenker 液）应充分水洗（24h 左右）。

用含有苦味酸的固定液（如 Bouin 液）固定的组织必须在 70% 酒精中充分洗涤，以去除黄色。

固定剂为酒精或酒精混合液（如 Carnoy 液等）一般不需水洗，可直接用 50% 或 70% 酒精脱水。

（2）脱水

组织经固定、冲洗后，必须除去组织中存留的水分，以利于组织的永久保存，并为浸蜡及包埋做必要的准备。因此，脱水（dehydration）是制片过程的一个重要环节。

常用的脱水剂有乙醇、正丁醇、丙酮等。最常用的是乙醇。脱水时应由低浓度开始，逐渐转入高浓度，否则将会引起组织强烈收缩。常用的脱水程序如下。

$$50\% \rightarrow 70\% \rightarrow 80\% \rightarrow 95\%(Ⅰ \rightarrow Ⅱ) \rightarrow 100\%(Ⅰ \rightarrow Ⅱ)$$
$$(6\sim8h) \quad (6\sim8h) \quad (4\sim6h) \quad (各2\sim4h) \quad (各1\sim2h)$$

丙酮的脱水能力比乙醇强，但对组织收缩更强大，故较少使用。

正丁醇用于脱水很少引起组织收缩和脆硬，是很好的脱水剂，但因价格较贵，不常使用。

（3）透明

大多数脱水剂不能和石蜡相混合，因此脱水后不能直接进行包埋，需要透明剂透明（clearing）。透明剂作为脱水剂和石蜡的媒介，有取代脱水剂的作用，又能溶解石蜡，便于石蜡渗入组织内部，有利于包埋和切片。

常用的透明剂有二甲苯、甲苯、苯、氯仿等。其中，二甲苯为常规透明剂，具有渗透力强、溶解石蜡量大、易挥发等优点，适合于一般组织的透明，但二甲苯容易使组织强烈收缩、变硬和变脆，因此透明时间不能太长。观察组织块是否透明，可对着光观察组织成糖饴或透明状即可。

4. 组织浸蜡与包埋

（1）浸蜡

浸蜡（infiltration paraffin）的目的是逐步除去透明剂，让石蜡浸入组织内部，使组织变硬，以便于切片。

根据熔点的不同，可将石蜡分为软蜡和硬蜡。软蜡的熔点为 45~54℃；硬蜡的熔点为 56~58℃。一般较硬的组织（如皮肤、肌腱、软骨）选用硬蜡；组织较软时（如骨髓、腺体）选用软蜡。另外也应考虑室温条件和切片的厚度，室温较高、切较薄切片时，需用硬蜡；反之则用软蜡。

浸蜡过程需在电热恒温箱内进行，恒温箱的温度应与石蜡的熔点相配合：温度过高，组织收缩变脆，无法切片；温度过低，石蜡凝固，不能浸入组织。浸蜡时间视组织类型及大小而定，基本与固定时间成正比。

（2）包埋

将浸过石蜡的组织块连同熔化的蜡（硬蜡）一并倾入包埋盒（见附图 1）或包埋框（见附图 2）内，冷却后凝固成块，这一过程称为包埋（embedding）。

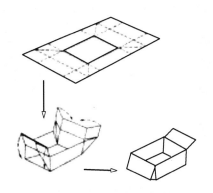

附图 1　包埋盒的折叠法

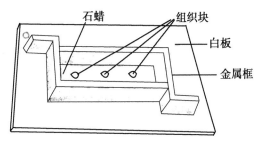

附图 2　金属包埋框包埋示意图

在包埋前准备一盆冷水、一把钳子、一把蜡铲、一只酒精灯。包埋时可在包埋盒或包埋框内涂上一层甘油,然后倒入熔化的石蜡,用镊子在酒精灯上稍加热,轻轻将组织块和标签夹入包埋盒或包埋框内,将要切的面朝下,摆正位置(同时包埋几块材料时,应注意每块组织之间要保留 8～10mm 的距离),待表面石蜡冷却凝固时,将包埋盒或包埋框全部浸入水中。待石蜡完全凝固后,剥去包埋盒或包埋框,保存蜡块待切片。

5. 切片与贴片

切片前需修整好蜡块,并将它固定在木块上。修蜡块时,一定要使蜡块的上下边线平行。组织周围应留有 1～2mm 宽的石蜡,否则不易切片和展片。

石蜡切片法一般使用旋转切片机。切片时先将切片刀安装到刀架上,再把木块夹在固定装置上,调整切片刀与蜡块的距离与角度,然后调整切片机厚度标志器,一般组织切片所需厚度为 5～8μm。

将切下的蜡片展平,固定于玻片上的过程称为贴片。将切片烤干后即可进行染色。

切片困难的原因及解决方法如下。

① 切片弯曲:蜡块上下不平,应修整蜡块,使上下边平行。

② 切片分离不成带:室温过低或蜡太硬,可向蜡块哈气或提高室温。

③ 蜡片皱缩、不平:蜡太软,室温过高,用冰块冰一下再切。

④ 切除的片组织与蜡分离:浸蜡不够,应重新浸蜡、包埋。

[附]石蜡切片制作程序表

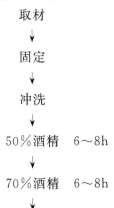

取材
↓
固定
↓
冲洗
↓
50%酒精　6～8h
↓
70%酒精　6～8h
↓

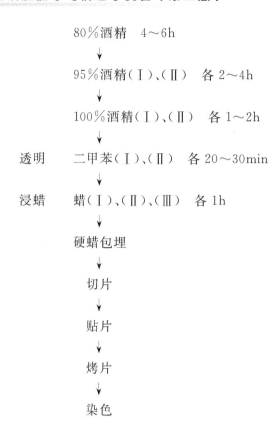

80%酒精　4～6h

↓

95%酒精（Ⅰ）、（Ⅱ）　各2～4h

↓

100%酒精（Ⅰ）、（Ⅱ）　各1～2h

↓

透明　二甲苯（Ⅰ）、（Ⅱ）　各20～30min

↓

浸蜡　蜡（Ⅰ）、（Ⅱ）、（Ⅲ）　各1h

↓

硬蜡包埋

↓

切片

↓

贴片

↓

烤片

↓

染色

第2节　常用染色方法

为了区别组织和细胞内部的微细结构,需用不同的染料染色,使组织或细胞内各部分的构造可以显示得更清楚,便于利用显微镜进行观察。

1. 染料的分类

染料根据化学特性的不同,可分为以下几类。

（1）碱性染料（阳离子染料）

含碱性助色团,如—NH_2、—$NHCH_3$或—$N(CH_3)_2$。碱性染料一般作为细胞核染料,如苏木素、番红、亚甲蓝等。

（2）酸性染料（阴离子染料）

含酸性助色团,如—OH、—COOH、—SO_3H。酸性染料一般作为细胞质染料,如伊红、亮绿等。

（3）中性染料

由酸性及碱性染料混合后中和而成,也称复合染料,如染血涂片的 Wright 染料及 Giemsa 染料等。

注:酸性染料或碱性染料并不是指染料溶液的氢离子浓度,因为它们一般都是盐类。区别一种染料是酸性或是碱性,要看染料主要有色部分是阴离子或是阳离子,如为阴离子,是酸性染料。因此,将酸性染料称为"阴离子染料",碱性染料称为"阳离子染料"更为确切。

2. 染色原理

关于染色的理论主要有化学学说和物理学说两类,但单从化学或物理作用角度都不能对染色做出全面的解释。目前认为生物细胞之所以能够染成各种颜色,是物理的和化学的综合作用的结果。

(1)物理作用

1)毛细管作用及渗透作用

组织有许多小孔,染料由渗透作用进入组织,它与组织没有牢固地结合,所以是单纯的物理作用,不能称为染色。

2)吸收作用

组织吸收染料,做牢固结合,组织的着色与溶液的颜色相同。例如苏丹Ⅲ染脂肪组织,其受染组织呈现的颜色与苏丹Ⅲ染料相同,说明组织在染色中并没有发生化学反应,而是组织对染色溶液的吸收作用。

3)吸附作用

吸附作用是固定物理的特性,它能从周围溶液中吸住一些细小的物质微粒,这些微粒可能是溶于溶液中的化合物,或者是在溶液中单独存在的离子。组织镀银法就是由于组织内蛋白质与银的化合物的吸附,经过还原而变成金属银沉淀于组织内及组织表面,将细胞或纤维显示出来。

(2)化学作用

碱性染料(带正电荷)能与细胞内含酸性物质的部分(带负电荷,如细胞核,特别是核内染色质)结合;酸性染料(带负电荷)能与细胞中含碱性物质部分(带正电荷,如细胞质)结合。

(3)细胞的染色

1)细胞核的染色

① 核仁:核仁大部分由 RNA 和蛋白质组成,但主要成分是组蛋白(碱性蛋白),而 RNA 的量少。因此,核仁通常被酸性染料着色。然而许多神经元的核仁既能接受酸性染料的染色,又能接受碱性染料的染色,可能是由于其核仁中 RNA 和蛋白质含量比例不同于其他细胞所致。

② 染色体:染色体是由 DNA、RNA、酸性蛋白和碱性蛋白组成,总体带负电荷,能被碱性染料染色。

2)细胞质的染色

细胞质的主要成分是蛋白质。构成蛋白质的氨基酸既含有带正电的氨基,又含有带负电的羧基,是两性电解质。各种蛋白质的等电点因氨基酸成分的不同而异,其电荷性质与溶液的 pH 值相关。近似测得细胞质的等电点为 pH4.7～5.0(染色体的为 3.3～3.6),若染色液的 pH 值低于细胞质的等电点时,则氨基酸分子处于酸性溶液中,其负电荷被 H^+ 中和去一部分而带正电;若染色液的 pH 值高于细胞质的等电点时,则氨基酸分子处于弱酸或碱性区而带负电。因此,染细胞质时,需调整好染色液的 pH 值。当染色液的 pH 低于细胞质的等电点,细胞质带正电,才能与带负电的酸性染料结合,才能使细胞质获得良好的染色效果。但染色液的 pH 也不能过低,否则细胞核也会被酸性染料着色。

3. 常规 HE 染色

切片的染色方法很多,但其中最基本、最常用的则是苏木精-伊红染色法,简称 HE 染色法。它染色广泛,使组织细胞的各种结构成分都可以清晰显示,且任何固定液及任何切片均适合制作 HE 染色标本,经 HE 染色的切片可长期保存而不褪色。

(1) 苏木精(素)

苏木素是一种染细胞核的优良染料,但它不能直接染色,必须氧化成苏木红(氧化苏木素),且须配合适当的媒染剂以增加它对组织的亲和力,才具有较强的染色能力。

苏木精的氧化有两种方式:① 暴露于日光中使其自然氧化成熟,需时较长(1 个月以上),但其优点是,配后时间愈久,染色力愈强。② 加入氧化剂,如氧化汞、高锰酸钾、过氧化氢以加速其氧化,可随配随用,不必多配,因配久了效果会减弱。

苏木精氧化后形成的苏木红为弱碱性,呈红色,对组织亲和力很小,不能单独使用。必须加入媒染剂(如钾明矾和铁明矾等),其染料的色素根与媒染剂中的铝化合成蓝紫色的沉淀色素(Lake)。该沉淀色素带有正电荷,因而它的作用如碱性染料。

(2) 伊红

又名曙红,种类较多,常用者为伊红 Y。多用于苏木精的对比染色,简称 HE 染色,也可用于胶原纤维、肌纤维及某些嗜酸性颗粒的显示。一般采用 0.5%～1%的水溶液作染色液,也可用 95%的酒精配成 0.1%～1%的伊红液。

(3) HE 染色

步骤如下:

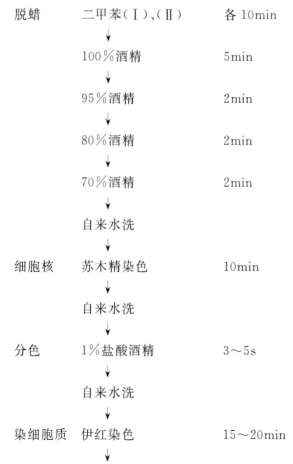

脱蜡	二甲苯（Ⅰ）、（Ⅱ）	各 10min
	↓	
	100%酒精	5min
	↓	
	95%酒精	2min
	↓	
	80%酒精	2min
	↓	
	70%酒精	2min
	↓	
	自来水洗	
	↓	
细胞核	苏木精染色	10min
	↓	
	自来水洗	
	↓	
分色	1%盐酸酒精	3～5s
	↓	
	自来水洗	
	↓	
染细胞质	伊红染色	15～20min
	↓	

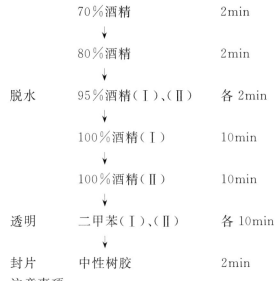

```
      70％酒精              2min
        ↓
      80％酒精              2min
        ↓
脱水  95％酒精（Ⅰ）、（Ⅱ）    各 2min
        ↓
      100％酒精（Ⅰ）         10min
        ↓
      100％酒精（Ⅱ）         10min
        ↓
透明  二甲苯（Ⅰ）、（Ⅱ）      各 10min
        ↓
封片  中性树胶              2min
```

注意事项：

① 脱蜡前,切片的蜡条必须完全干燥,否则在水洗、染料脱水过程中容易脱落。

② 染色成败的关键在于分色,应在显微镜下控制进行。一般以细胞核染色清晰,而细胞质等基本无色为佳。如果发现过染,可以延长分色时间；若染色太浅,则应重新染色后再行分色。

附录2　临床病理讨论

临床病理讨论是在尸体解剖的基础上,由临床医生和病理医生联合召开讨论会(clinical pathological conference,CPC)进行讨论。其主要目的在于明确疾病的诊断,揭示疾病的发生与发展规律,探讨死亡原因,吸取经验教训。

1. CPC 教学环节

(1)课前:每个章节适当选取涵盖重要知识点的临床尸体解剖病例,提前布置作业,将选课学生分组(每组 5 人左右)。学生需查阅资料,运用所学知识围绕病例进行思考分析、推理归纳,制作思维导图,完成 CPC 课前学习任务。

(2)课堂:学生以小组为单位发言,提出各自的主要观点及其依据。围绕 CPC 病理诊断与依据、疾病发生发展及死因判断,每组选派一名学生发言,本组其他学生可予以补充。本组发言完毕,其他组学生提出意见,同学之间展开讨论。待学生完成发言后,任课教师进行归纳总结,并对病例进行具体分析,此过程中应注重对相关知识点的复习和拓展,辨析易混淆的内容,使学生强化已学知识点和扩充知识面。

(3)课后:学生完成 CPC 对应思考题和相应案例病情发生发展思维导图。

对医学生来说,CPC 不仅能激发学习兴趣,还有助于理论联系实际,病理联系临床,巩固加深对病理学知识的理解,培养独立思考和分析判断的能力。对任课教师而言,可从深度和广度上更新知识,掌握相关学科理论和临床知识,不断夯实专业基础。

2. CPC 病理诊断注意事项

(1)病理诊断中的措辞应该是病理学术语,如肺泡腔红细胞渗出应写为肺出血。

(2)病理诊断通常先列主要疾病,再列并发症,最后列伴同疾病。主要疾病是导致死亡或通过并发症致死的疾病,并发症与主要疾病有关,伴同疾病则与主要疾病无关。如尸检发现有肝硬化、低蛋白血症、消化道出血,同时有肠息肉,则主要疾病为肝硬化,并发症是低蛋白血症和消化道出血,肠息肉则是与肝硬化毫无关系的伴同疾病。列主要疾病与并发症时,一般根据为疾病的发生、发展过程或疾病过程中各病变发展的客观规律及其相互间内在联系。

(3)死因分析:凡导致死亡的疾病或损伤即为死因。死因必须是疾病分类学和病理学疾病的名词。一般主要疾病即为主要死因,而引起死亡的并发症为直接死因,如肝硬化、消化道出血引起死亡时,主要死因是肝硬化,直接死因是消化道出血。

附录 3　尸体剖检

1. 病理尸体解剖之前的准备工作

病理尸检一般由临床根据需要提出,并征得死者家属或者所在单位组织同意后,由病理教研室(或医院病理科、室)负责进行。临床医师应先写好死者的病史摘要和死亡经过,以供解剖、分析死因和书写病理尸检报告时参考。尸体解剖一般在患者死亡后 3~24h 内进行,不宜过迟,否则会因死后自溶和腐败而造成检查、诊断上的困难。

2. 病理解剖的方法和记录

(1) 体表检查

1) 一般状态

记录死者的年龄、性别、身高和体重。观察其发育及营养状况,全身皮肤的色泽,有无出血(淤点或淤斑)、水肿、黄疸及外伤等并记录。

2) 死后现象

① 尸冷:当人死亡后,尸体体温即逐渐下降。其下降的快慢,与尸体的大小、衣着或被褥的厚薄,环境的干湿、通风与否,季节以及是否与冷物接触有关。如有衣物覆盖的成人尸体,在气温 11~15℃的环境中,需经 28h,尸温下降至与室温相同。

② 尸僵:死后各部肌肉逐渐僵硬,称为尸僵。尸僵一般于死后 2h,自下颌开始,渐延及颈部、躯干、上肢及下肢,持续 24h 以上,以后逐渐消失,顺序同上。急死或死前有痉挛者,尸僵出现较早,程度较强,持续时间较长;老弱久病者,则尸僵程度较弱,持续时间较短。气温较高时,尸僵出现较早,消失也较快;寒冷时则相反。

③ 尸斑:死后血管内血液逐渐向尸体下垂部沉降,于皮肤显出不规则的紫红色斑纹或斑块,即为尸斑。尸斑一般在死后 2~4h 出现,但也有死后很快发生者。开始时,压之即褪色,12h 后尸斑成固定状态。尸斑一般呈暗紫红色,时间越长,颜色越深。

④ 角膜浑浊:因死后眼睑不能闭合和自溶,角膜即逐渐干燥而浑浊。

⑤ 尸体腐败:死后尸体的组织蛋白受细菌的作用而分解,称为腐败。表现为腹壁皮肤变绿,变软,发生气泡、水泡,甚至全身膨胀,舌眼突出,口唇面部肿胀,即所谓"巨人观"。尸体腐败由体内腐败菌引起,通常在死后一昼夜或死后数日发生。快慢与温度、湿度及空气是否流通有关。感染产气假膜杆菌者,尸体腐败即可迅速发生,由于细菌能产生大量气体而使尸体迅速膨胀。皮肤发生多数血、气泡,内脏亦可形成多数气泡,称为泡沫器官。

3) 体表各部状态

从头部至四肢一一检查并记录之;头皮及头发状况,如头皮有无血肿、血块,头发颜色、长度、数量、有无脱发及秃顶等;两侧瞳孔是否等大(记录其直径);结膜是否有充血、出血,巩膜有无黄染,眼睑有无水肿;鼻腔及外耳道有无内容物流出(记录其性状);口腔有无液体流出,牙齿有无脱落,口唇黏膜是否变青紫色;腮腺、甲状腺及颈部淋巴结是否肿大;胸廓平坦或隆起，左右是否对称；腹壁是否膨隆，有无手术伤口（记录其长度）、人工肛门等；背部及骶尾部有无压疮；外生殖器有无瘢痕；腹股沟淋巴是否肿大；肛门有无痔疮；四肢有无损伤或瘢痕；体表有无畸形等。

（2）颈部器官及胸腹腔的剖检

胸腹腔的切开方法常用的有"T"字形及直线切开法。"T"字形切开既容易剥离颈部器官，又利于遗体的化妆。其横切线自左肩峰起，沿锁骨、胸骨柄达于右肩峰；直切线自胸骨柄起，沿正中线，绕过脐凹左侧，止于耻骨联合处。为更好地检查髂动脉及股动脉，当直切线行至脐凹与耻骨联合中间的中点稍下处停止，然后将切线分向两侧腹股沟中点作两切线。直线切开法以下颌骨下方，大约相当于甲状软骨处为起点，沿前正中线切开，切线绕过脐凹左侧，止于耻骨联合处。

1）颈部器官的剖检

将置于颈部的木枕向背部移动，使颈部垫高，以利操作。如用"T"字形切开法，沿横切线从锁骨、胸骨柄起，向上将颈前部的皮肤连同皮下组织剥离。刀口朝下，以免割穿皮肤，影响外观；左手提起皮瓣相助。待颈前部皮肤及皮下组织与颈部器官和肌肉分离完毕，沿下颌骨内侧，从正中分别向左、右口腔底部肌肉与下颌骨分离。然后从下颌骨下将舌等器官向下拉出，再把软腭切断，在尽量高的位置切断两侧颈外及颈内动脉。然后向下沿颈椎前将软组织剥离，这样便可将颈部各器官组织剖出（剥离时注意：连将两侧扁桃体完整剥下，一并取出）。如用直线切开法，则从颈部正中线向两侧及上方将颈前半部的皮肤及皮下组织剥离（其余同"T"字形切开法）。

2）腹腔的剖检

胸廓的暴露，在切线完成后，将胸廓皮肤连同皮下组织、胸大肌等自正中线向两侧剥离。剥离时可用左手紧握皮肤和肌肉，手背面对皮肤用力向上外翻起，右手执刀，将胸廓外组织尽量切除，充分暴露肋骨。

腹腔的切开，可在皮肤、皮下脂肪及肌肉切开后，在腹膜上方做一小切口，注意有无液体或气体排出。继以左手二指伸入切口，稍向上提，右手持剪沿二指间切开腹膜，这样可避免伤及腹腔器官。继则切断连于胸壁下缘的肌肉，扩大暴露腹腔。若腹腔暴露不够宽大，可从腹膜面对腹直肌做数横切线，并可切断其耻骨联合附着处。记录腹壁皮下脂肪层的厚度、肌肉的色泽等。

检查大网膜及腹腔各器官的位置是否正常；肝脏是否肿大，其前缘在锁骨中线处是否超过肋弓（记录其超出多少厘米）；脾脏是否肿大，伸出肋弓下多少厘米；胃肠有无胀气；各器官之间有无粘连；腹腔内有无过多的液体（腹水，记录其性状及量）；如有出血，注意寻找器官或大血管破裂处；如有腹膜炎，检查有无器官穿孔；记录横膈高度，以锁骨中线为标准，正常时右侧达第4肋骨（肋间），左侧达第5肋骨。

3）胸腔的剖检

如疑有气胸，可于胸壁皮肤切开后，将皮肤提起成袋形，注水少许，然后穿刺胸廓，如有气体即见气泡从水底冒出。切开胸廓时，先用软骨刀自第2肋间开始切断两侧肋软骨，切线距肋软骨与肋骨交界处0.5～1cm为宜。继用手术刀将胸锁关节切断（避免切破锁骨下动、静脉，防止血液流入胸腔），并用肋骨剪剪断两侧第1肋骨，然后将肋弓提起，紧贴胸骨及肋软骨后面，分离膈肌和纵隔，最后将胸骨（连同肋软骨）摘除，暴露胸腔，检查胸腔有无积液

（记录其量及性状），胸膜与胸壁有无粘连。将胸腺剥离取出，记录其脂肪化程度及重量。剪开心包，记录心包腔内液体量和性状（正常有 5～10ml 淡黄色的澄清液体）。

（3）胸腔器官的剖检

一般采用联合取出法，以保持各器官及管道原来的位置关系，但也可将器官分别取出。在颈部器官剥离后，切断无名动脉及左锁骨下动脉，然后将气管连同心、肺一并拉出胸腔。一般可自横膈以上将食管、胸主动脉等切断，取出心、肺。若主动脉有病理变化需保存整个主动脉时，须将心脏及主动脉与肺分离，待腹腔器官取出后，再将心脏连同主动脉整个摘出。肺单独取出时，可将肺提出胸腔，靠在胸廓肋软骨切面边缘上，然后用解剖刀在肺门处将主支气管和肺动脉切断，即可将肺取出。称其重量，并记录。

1）心脏的剖检

心脏的剖检一般是在肺未分离之前进行（把心、肺放在垫板上，左手提起心脏进行剖切）。如估计无主动脉病变及先心病先天性心脏病，可将心脏与肺分离后进行剖检，即提起心脏，剪断肺静脉，继在心包壁层与脏层转折处剪断主动脉等，即可将心脏取出。疑有肺动脉栓塞者，须在心、肺取出之前，将心脏及肺动脉剪开，以观察其腔内有无血栓阻塞（曾做过心脏按压者，血栓质块可被压碎，须保留可疑的碎块做切片检查），并应同时检查下腔静脉及髂静脉等有无血栓存在。

心脏的剪开，一般顺血流方向先从下腔静脉将右心房剪开（如有心脏疾患需检查窦房结时，必须保留上腔静脉及其入口处 1cm 以内的心房组织），然后用肠剪沿右心室右缘（锐缘）剪至心尖部，再从心尖部，距心室中隔约 1cm 将右心室前壁及肺动脉剪开，检查右心各部分；从左、右肺静脉口间剪开左心房，检查二尖瓣口有无狭窄（正常成人可容二指通过），再沿左心室左缘（钝缘）剪至心尖部，从心尖部沿心室中隔左缘向上剪开左心室前壁，及至靠近肺动脉根部时，尽量避免剪断左冠状动脉前降支，切线宜稍偏向左侧，然后剪断左冠状动脉回旋支，在左冠状动脉主干左缘处，即在肺动脉干与左心耳之间剪开主动脉。这对检查冠状动脉的病变有很大好处。有时，也可用脏器刀将右心室右缘及左心室左缘切开，然后经瓣口的瓣膜交界处将左、右心房剪开。这样可避免剪断腱索及瓣膜。

检查并记录心脏的重量（正常成人约 270g），大小（约同尸体右拳），左、右心室壁的厚度（一般在两侧切缘的中点测量，肉柱及心外膜下脂肪组织均需除外，正常右心室壁厚约 0.3cm，左心室壁厚约 0.9cm）。疑有肺心病时，须在距肺动脉瓣游离缘下 2～2.5cm 处测量右心室壁厚度（正常厚 0.3～0.4cm；大于 0.4cm 即为右心室肥大）。

检查各瓣膜有无增厚或赘生物、缺损、粘连、缩短等，腱索有无变粗。测量各瓣膜口周径（正常成人三尖瓣口周径 11cm，肺动脉瓣口周径 8.5cm，二尖瓣口周径 10cm、主动脉瓣口周径 7.5cm）。检查心腔有无扩张，心肌有无色泽改变、变软、梗死或瘢痕等，有无先天性畸形（卵圆孔、动脉导管是否开放，房间隔、室间隔有无缺损等）。

冠状动脉：检查左、右冠状动脉口有无狭窄或闭塞。冠状动脉的检查一般在心脏固定以后进行，方法是沿着左、右冠状动脉走向每隔 2～3mm 做横切面（切面须与动脉中轴垂直），观察每一切面有无动脉粥样硬化斑块及血栓，并记录之（左冠状动脉前降支在心室间隔上端开始做切面，回旋支在左心耳下方的冠状沟找到其断面，右冠状动脉可在右心切线的房、室交界处找到其界面）。

主动脉：检查内膜有无动脉硬化斑块或其他变化，并记录之（若腹主动脉没有同时取出，须将腹腔各器官取出后，剪开其前壁，直至两髂动脉，以便观察）。

2）肺脏的剖检

先检查两肺表面胸膜有无增厚，有无炎性渗出物，再检查各肺叶有无实变病灶或肿块。剪开肺动脉各大支，观察腔内有无血栓质块。剪开各叶支气管，观察气管腔内有无扩张，有无黏液阻塞或肿块。肺的切开常用脏器刀沿其长轴自外侧突出缘向肺门做一水平切面。观察肺切片的颜色，有无病灶，轻压之有无血液或含气泡的血水流出。观察肺门淋巴结是否肿大。

慢性肺心病时，需将心肺完整取出固定，以保持其外形和病变特征。先用镊子经腔静脉将右心腔内凝血块取出，然后用止血钳夹紧上、下腔静脉断端，以注射器刺入肺动脉干，注入10％福尔马林固定液，待右心室和肺动脉圆锥完全膨隆，近似生前状态时，结扎肺动脉干，继而将心肺标本浸泡于固定液中。另在一定高度安装灌注瓶（内盛固定液，并装有带玻璃管的橡胶管），灌注时，将玻璃管插入喉头后以线结扎。灌注液面与浸泡液面的距离以 25～30cm为宜（低灌注压），待胸膜展平后，停止灌注，夹闭气管以防固定液外流。标本通常固定 7 天，如前法将心、肺分离。将肺平放在垫板上，以脏器刀做额状切面，将肺切成厚约 2cm 的肺片，然后观察病变，并记录之。

（4）颈部器官的剖检

1）上消化道

舌有无舌苔或溃疡；两侧扁桃体是否肿大，其表面有无炎性渗出物；食管黏膜面有无溃疡，有无静脉曲张等。

2）呼吸道

喉头有无水肿或炎性渗出物；气管及主支气管有无内容物或炎性渗出物（正常时黏膜呈灰红色而平滑）。

3）甲状腺

是否肿大，有无结节状肿块；切面滤泡有无扩大（正常切面为淡褐色）。

4）其他

颈部肿大的淋巴结，除了可能是炎症、恶性淋巴瘤外，根据部位，还应考虑转移癌。如颈上深淋巴结肿大，常为鼻咽癌转移；如锁骨上淋巴结肿大，可为胃癌或肺癌转移。

（5）腹腔器官的剖检

1）脾脏的剖检

记录其大小（正常 13cm×8.5cm×3.5cm）及重量（正常约 150g）；包膜是否光滑（正常呈灰紫色），有无增厚。切脾时可将脾放在垫板上，膈面向上，沿着长轴向脾门做一切面。记录其色泽、表面及切面性状、脾小体能否看到、脾髓能否用刀刮下、有无梗死灶等。

2）肠及肠系膜的剖检

先将大网膜及横结肠往上推开，即可见到空肠与十二指肠交接处。用肠钳（夹紧交接处）然后切断空肠，继以左手提空肠，右手以长刃刀沿肠系膜附着处将小肠和肠系膜分离（尽量靠近小肠壁）。再将大肠与腹膜及其他软组织分离至乙状结肠与直肠交界处即可切断。然后以肠剪沿肠系膜附着处剪开小肠；大肠可沿游离结肠带剪开。

3）胆囊和胆管的剖检

通常将胃、十二指肠，连同胰腺、肝脏等一并取出，在剖割之前宜先检查下腔静脉有无血栓,左手提起肠系膜,用剪刀将肠系膜、十二指肠及胰等与腹膜后的软组织分离,继而往上剪断腹腔动脉,这样整个肝脏即变为活动的了。然后用剪剥离肝右叶后面的软组织(注意切勿损伤右侧肾上腺,可先将其与肝分离摘出)。再将膈肌与肝相连部分剪去,肝横膈面的镰状韧带也剪去,这样便可将上述各器官一并取出。

将上述器官也按原来的解剖位置放于垫板上,将肝前缘向上翻起,然后将十二指肠前壁剪开,暴露十二指肠乳头(Vater 壶腹开口处)。挤压胆囊,检查胆道通畅情况(胆汁从十二指肠乳头处流出)。疑有胆管阻塞时,应仔细分离肝门部软组织,暴露胆总管及左、右肝管,检查胆管有无扩张,剪开胆总管及肝管,检查管壁是否增厚,管腔内有无扩张或阻塞,腔内有无结石、蛔虫、肿瘤等。剪开胆囊,观察其囊壁是否增厚、黏膜是否变粗(正常形成网状的纤维皱襞)、内容物性状、腔内有无结石(记录其数量、性状、色泽及切面性状)等。检查完毕,即可用剪将其与肝脏分离,并在肝门处将该肝十二指肠韧带连同其中的胆总管、门静脉及肝动脉剪断。

4)胃和十二指肠的剖检

沿十二指肠前壁剪口,经幽门部,沿胃大弯至贲门,将胃剪开。观察胃壁有无增厚,胃黏膜有无出血及糜烂,胃小弯、幽门部及十二指肠球部黏膜有无溃疡等。

5)胰的剖检

可用解剖刀在胰体部做一横切面,找出胰管断面,然后用血管剪向胰尾部及胰管剪开,直至十二指肠乳头处。观察胰管与胆总管汇合处的情况,胰管有无扩张和结石。把胰平放在垫板上,做若干横切面,观察其小叶结构是否清楚,有无出血、坏死灶及肿块等。

6)肝脏的剖检

测量其大小(正常左右径 25～30cm,前后径 19～21cm,厚 6～9cm,重量约 1300g)。观察肝表面是否光滑、色泽(正常呈红褐色)及质地。将肝脏放在垫板上(后下面朝上),分别剪开左、右肝管,观察有无扩张、结石或肿块。剪开门静脉各大支,检查有无血栓质块。然后将肝翻转过来,用脏器刀沿其左右径自表面最高处向肝门做一切面。检查切面色泽、小叶结构纹理是否清楚,汇管区结缔组织是否清楚,有无肿块等。

7)肾上腺和肾脏的剖检

在剖检肝、肾之前,宜将两肾上腺先行分离取出。剪开左侧腰部腹膜,剥离左肾上极脂肪组织,即可将左肾上腺分离取出。右肾上腺因位于右肾上极与肝之间,须将肝脏向左上方提起,方易剥离之。两肾上腺正常各重 7.6～8.4g(31～50 岁)。切面观察皮髓质是否清楚(正常时皮质呈黄褐色,髓质呈灰红色)、有无出血或肿瘤等。

肾脏的剖检方法为:切开两侧腰部腹膜,剥离肾周围脂肪组织,即可将肾提起。然后左手提肾,肾门向下,将输尿管、血管等夹于中指与无名指之间,稍拉紧;右手用长刃刀沿外侧缘正中向肾门做纵向切开,直至只留少许软组织为宜。剪开肾盂、输尿管,检查其黏膜有无病变。

测量肾的大小[正常为(3～4)cm×(5～6)cm×(11～12)cm]、重量(一侧约 140g)。检查肾纤维膜是否易于剥离。观察肾表面色泽(暗红褐色),有无撕裂、瘢痕或颗粒(记录其大小及分布)。观察切面皮质有无增宽或变窄(正常约 0.6cm)、皮质及肾柱是否隆起、皮髓质分边界及结构纹理是否清楚。

(6)盆腔器官的剖检

若肾、肾盂及输尿管均有病变(如结核病),宜将肾脏及输尿管连同盆腔器官一并取出。

1）睾丸、附睾及输精管的剖检

检查阴囊有无肿大。用刀先扩大腹股沟管内口，然后一手提拉精索，一手由阴囊外将睾丸向上推送，待睾丸拉出后，切断其下端与阴囊相连的睾丸引带，即可取出睾丸。剖开睾丸，用镊子夹扯细精管，如有间质性睾丸炎，往往不能拉出。

2）膀胱、子宫和直肠的剖检

先将膀胱顶部的腹膜剥离，继而用手伸入盆腔两侧及后壁，逐次分离膀胱及直肠周围软组织。然后以左手握着盆腔器官，右手用肠刃刀沿耻骨联合切断前列腺与尿道膜部的交界处（女性的尿道和阴道）及直肠下端。这样整个盆腔器官即可取出。如果必须保留泌尿生殖系统的联系，在剖检中注意勿剪断精索及输尿管。

从前壁剪开膀胱，检查其黏膜有无出血、溃疡等。男性检查前列腺是否肥大。女性将子宫与膀胱、直肠分离，以剪刀由子宫颈口插入子宫腔，自子宫颈至子宫底部将前壁剪开，再从子宫底向两侧子宫角剪开，形成"Y"字形切口。检查子宫内膜有无妊娠现象、出血或坏死，子宫肌壁厚度及有无肌瘤等。若子宫特别肿大，可用肠刃刀从前壁正中线将子宫做一矢状切面，然后进行观察。检查两侧输卵管有无扩张、卵巢有无囊肿形成（可在卵巢突出面向卵巢门部做纵切面检查）。沿直肠后壁正中剪开直肠，检查其黏膜有无溃疡、痔疮或肿瘤等。

（7）脑及脊髓的剖检

1）颅骨的锯开

先检查头皮外表有无损伤、血肿等（枕部宜放置木枕），再自一侧乳突上方约 1cm 处经颅顶部至另一侧乳突同样部位做一切线。切皮时，可先切开一小切口，将解剖刀插入，并翻转刀刃，由内向外切开。这样即可避免切断过多头发，也可避免刀刃切在颅骨上。将头皮向枕部及额部剥离，注意勿损伤额部皮肤。锯颅骨前先用解剖刀做一水平锯线标记。锯线在额部平行于眶上缘，并距离该缘 1～2cm，向两侧延长，经颞肌间后会合于枕骨粗隆处。然后沿锯线锯开颅骨，注意勿损伤硬脑膜，沿锯线圆周锯过之后，宜用丁字凿及锤子将颅骨分离，移去颅盖。沿头骨锯线将硬脑膜剪开，并剪断大脑镰前端，即可将硬脑膜由前向后剥离。

2）脑的取出

以左手四指插入额叶与额骨之间，将额叶向上后方轻轻拨开，右手持剪，剪去嗅神经、视神经、颈内动脉、脑垂体蒂及两侧第 3～8 对脑神经。继而向两侧剪开小脑幕，依次剪断其余的脑神经，最后于刀所及的最下端将脊髓切断（亦可用弯剪将脊髓剪断），这样即可将脑取出。然后用刀分离周围组织，用蝶鞍取出脑垂体。

测量脑的重量（正常约 1400g），观察软脑膜血管有无充血、蛛网膜下腔有无出血或过多的液体（或脓液）、两侧大脑半球是否对称、脑回有无变扁（或变窄小）、脑沟有无变浅（或变宽）、脑底动脉有无粥样硬化。

3）脑的切开

一般在固定数日后进行。为使脑组织固定良好，在放入固定液之前，宜将大脑枕叶提起，用解剖刀在胼胝体后部做一切口，使固定液得以进入侧脑室。经固定后，将脑放在垫板上用脑刀经脑岛做一水平切面。检查脑基底核有无出血，软组织、侧脑室有无扩张等。亦可采用额状切面法，先切断大脑脚，将小脑及脑干取下，然后从额叶至枕叶将大脑做多数额状切面，各切面相隔约 1cm。

4）小脑和第四脑室的检查

注意有无脑疝。经小脑蚓突部做水平切面或矢状切面，观察有无出血或肿瘤，以及第四脑室有无扩张。

5）脑干的检查

可沿中脑、脑桥、延髓作多数横切面，各切面相隔 0.5cm。

6）脊髓的检查

略。

3．病理诊断

在尸检过程中，对每一器官尽可能做出初步的肉眼诊断。待尸检完毕，对于各脏器的病理变化须进行综合分析，找出这些病变中，什么是主要的，什么是次要的（从属的）；什么是原发的，什么是继发的。然后按照主次、原发、继发将病变加以排列，确定什么是本例的主要疾病，将由此病变引发的一系列病变按先后排列，再将与主要疾病无关的其他病变排列在后。这样即可得出一整套的诊断结论。

讨论和总结：内容大致包括以下三方面：① 初步确定本例的主要疾病；② 分析各种病变的相互关系；③ 初步确定本例的死亡原因。

上述工作完毕后，即可向临床发出尸检初步报告。但正式的尸检报告须待组织学检查以后才能整理发出。在整理正式的尸检报告时，可对初步报告所做的诊断进行讨论并做必要的修正及补充。

[附]尸检初步报告举例

尸检号 10—A××，姓名刘××，男性，60 岁。

病理诊断：

肝硬化；

消化道出血；

腹水；

皮肤、巩膜黄疸；

脂肪瘤；

十二指肠慢性溃疡。

讨论和总结：根据解剖所见，本例主要疾病为肝硬化。消化道出血，腹水，皮肤巩膜黄疸是其并发症。本例死因是在肝硬化基础上，并发消化道出血致死。在病理诊断中，肝硬化为主要疾病；第2～4项均继发于肝脏病变，因而依次列于其后；第5、6项病变与主要疾病无关，则列在最后。

附录 4　正常成人器官的重量和大小

1. 脑

重量（男）：1300～1500g

重量（女）：1100～1300g

2. 脊髓

长度：40～50cm

重量：25～27g

3. 心脏

重量（男）：250～270g

重量（女）：240～260g

左、右心房壁厚度：0.1～0.2cm

左心室壁厚度：0.9～1.0cm

右心室壁厚度：0.3～0.4cm

三尖瓣周径：11cm

肺动脉瓣周径：8.5cm

二尖瓣周径：10cm

主动脉瓣周径：7.5cm

4. 肺脏

左肺重量：325～450g

右肺重量：375～550g

5. 主动脉

主动脉升部周径：7.5cm

胸主动脉周径：4.5～6cm

腹主动脉周径：3.5～4.5cm

6. 肝脏

重量：1300～1500g

大小：(25～30)cm×(19～21)cm×(6～9)cm

7. 脾脏

重量：140～180g

大小：(3～4)cm×(8～9)cm×(12～14)cm

8. 肾脏

重量（一侧）：120～140g

大小：(3～4)cm×(5～6)cm×(11～12)cm

皮质厚度：0.6～0.7cm

9．胰腺

重量：90～120g

大小：3.8cm×5cm×18cm

10．甲状腺

重量：30～70g

大小：(1.5～2.5)cm×(3～4)cm×(5～7) cm

11．肾上腺

一侧重量：5～6g